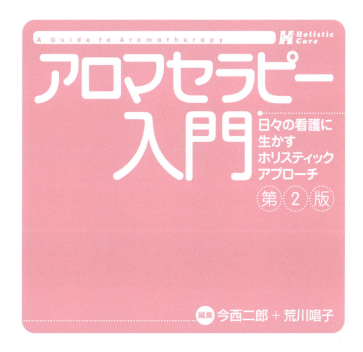

はじめに
（第2版にあたって）

　2010年に刊行されて以来、多くの看護師や看護教員が、本書を読んでくださっており、時にお褒めの言葉を賜ることもあり、たいへんうれしく思っていました。しかし、すでに5年という年月を経たこともあり、このたび第2版を刊行することになりました。執筆者の皆さまには、原稿の改訂を快く引き受けていただき、刊行にこぎつけることができました。

　今回の改正点の主な点は、統合医療という用語とその説明がなされたこと、重要な症例が追加されたこと、用語の統一が行われたこと、巻末に付録として「ナース自身の健康維持のためのアロマレシピ」を加えたことなどです。これらの改訂により、いっそう看護に密接したアロマセラピーが打ち出せたものと自負しています。看護領域でのアロマセラピーの有用性は日々高まっています。本書がそれらのお役に立つことができれば、望外の喜びです。

　なお、日本アロマセラピー学会法務委員会で、看護師が医療機関でアロマセラピーを実施するにあたっての法的な指針をまとめています。p.171に掲載していますので、ご参考にしてください。

　最後に、初版に引き続き、第2版の刊行にご尽力をいただいた日本看護協会出版会・金子あゆみ様に深謝いたします。

2015年10月

今西　二郎

目次

Part 1 補完・代替療法と看護

1 補完・代替医療とは ………………………………（今西二郎）……… 3
2 補完・代替療法と看護 ……………………………（荒川唱子）……… 15

Part 2 メディカル・アロマセラピーの基礎知識

1 アロマセラピーとは ………………………………（岸田聡子）……… 27
2 アロマセラピー実施の際に 知っておかなければならない注意点
　　──皮膚科的見地から ……………………………（小林裕美）……… 34
3 臨床における アロマセラピーの適応 …………（相原由花）……… 40
4 精油、植物油の基礎知識 …………………………（久保浩子）……… 52
5 やってみよう！ アロマセラピー・マッサージ …（村松順江）……… 71
　　　　●下腿〜足部 ……………（小山めぐみ）… 80
6 アロマセラピー・マッサージ以外の 精油利用法 …（塚原ゆかり）… 83
7 ナース自身の健康維持のための
　　アロマセラピー利用法 …………………………（土谷恭子）……… 90

Part 3 臨床でのアロマセラピー利用法

- **1** がん患者 ……………………………………………（鈴木明美）…… 103
- **2** 終末期患者 …………………………………………（柳 奈津子）…… 110
- **3** 精神疾患患者 ………………………………………（八巻明美）…… 118
- **4** 高齢の患者 …………………………………（長谷川由紀子、柳 奈津子）…… 128
- **5** 妊婦・産婦・褥婦 …………………………（佐保美奈子、植村桃恵）…… 134
- **6** 小児・乳幼児 ………………………………………（藤田 愛）…… 142
- **7** ウイメンズヘルス …………………………………（藤田 愛）…… 148
- **8** 冷え症の患者 ………………………………………（小山めぐみ）…… 154
- **9** 在宅療養者 …………………………………（田上裕美子、永島敏子）…… 162

Topics

- 専門外来で行うアロマセラピー［群馬大学医学部附属病院リラクセーション外来］
  ……………………………………………（柳 奈津子、長谷川由紀子）…… 97
- 病棟におけるアロマセラピーの導入［福島県立医科大学附属病院］
  ……………………………………………………（村松順江）…… 169

索引 ……………………………………………………………… 174

執筆者一覧

❖ 編集

今西二郎	明治国際医療大学附属統合医療センター センター長・教授 ◆ 医師
荒川唱子	福島県立医科大学看護学部 名誉教授 ◆ 看護師

❖ 執筆（掲載順）

今西二郎	前掲
荒川唱子	前掲
岸田聡子	明治国際医療大学附属統合医療センター 講師 ◆ 鍼灸師、あん摩・マッサージ・指圧師、日本アロマセラピー学会認定アロマセラピスト
小林裕美	こばやし皮膚科クリニック 院長 ◆ 医師、日本アロマセラピー学会認定医
相原由花	ホリスティックケアプロフェッショナルスクール 学院長／関西医科大学心療内科学講座 研究員／兵庫県立大学大学院看護学研究科 博士後期課程治療看護学専攻 ◆ 看護師、保健師、英国 ITEC 認定アロマセラピスト
久保浩子	オリエンタル・アロマセラピィ・カレッジ 副校長 ◆ 薬剤師、英国 IFA 認定アロマセラピスト
村松順江	福島県立医科大学附属病院 ◆ 看護師、AIAHS 認定アロマセラピスト、AEAJ 認定アロマテラピーアドバイザー
塚原ゆかり	自然療法サロン YUKARI'S ◆ 看護師、保健師、英国 ITEC 認定アロマセラピスト
土谷恭子	福島県立医科大学附属病院 主任看護技師 ◆ 看護師、AEAJ 認定アロマテラピーインストラクター・アロマテラピーアドバイザー
鈴木明美	国際医療福祉大学大学院医療福祉学研究科 博士課程 ◆ がん性疼痛看護認定看護師、AEAJ 認定アロマセラピスト・アロマテラピーインストラクター・アロマテラピーアドバイザー
柳 奈津子	群馬大学医学部保健学科 講師 ◆ 看護師、日本アロマセラピー学会認定看護師
八巻明美	大崎市医師会附属高等看護学校 ◆ 看護師、JPAS 認定プロフェッショナルアロマセラピスト
長谷川由紀子	元・群馬大学医学部附属病院 ◆ 看護師、英国 IFA 認定アロマセラピスト
佐保美奈子	大阪府立大学大学院看護学研究科 准教授 ◆ 看護師、日本アロマセラピー学会認定助産師
植村桃恵	前・大阪府立大学大学院看護学研究科 博士前期課程 ◆ 看護師、保健師、助産師
藤田 愛	山形大学医学部看護学科 准教授 ◆ 助産師、看護師、日本臨床アロマセラピー学会クリニカルアロマスペシャリスト、医学博士、国際ボンディング協会ベビーボンディングケアインストラクター
小山めぐみ	オリエンタル・アロマセラピィ・カレッジ／医療社団法人 孝敬会 朱クリニック ◆ 看護師、英国 IFA・ITEC 認定アロマセラピスト
田上裕美子	衣病訪問看護ステーション 管理者 ◆ 看護師、介護支援専門員
永島敏子	元・衣病訪問看護ステーション ◆ 看護師、介護支援専門員

補完・代替療法と看護

Part 1

m m o

「アロマセラピー・マッサージ」という用語について

　英語で"aromatherapy massage"と言われているものを、日本語では「アロマセラピー・マッサージ」「アロママッサージ」「アロマセラピー・トリートメント」「アロマトリートメント」「ボディワーク」「ボディトリートメント」などさまざまな言葉で使用しています。

　本書は、看護師が医療機関（介護施設を含む）でアロマセラピーを行うために編集されたものですので、英語表記の正確な訳である「アロマセラピー・マッサージ」という用語を用いています。

Part 1 補完・代替医療とは

1　定義と種類

　補完・代替医療（complementary and alternative medicine；CAM）の定義は、研究者により異なっています。筆者は、以下のように定義しています。すなわち、補完・代替医療とは、主流の現代西洋医学以外の医学を言います。代替医学、補完医療、相補医療、代替医療、代替療法など、いずれも同じ意味です。

　この定義でいきますと、補完・代替医療にはさまざまな療法が含まれることになります（**表 1-1**）。それらをいくつかのカテゴリーに分けると、以下のようになります。

1. 民族療法などの体系的医療

　民族療法などの体系的医療としては、多くの伝統医療が含まれます。漢方や鍼灸など、いわゆる東洋医学がその代表です。中国伝統医学には、漢方、鍼灸以外に、気功なども含まれます。さらに、チベット医学、アーユルヴェーダ、ユナニなど、多くの伝統医学が知られています。また、アメリカ・インディアンの民族療法、中南米で広く行われている民族療法、アフリカ各地（各部族）に特有の民族療法など、世界中至るところで無数と言ってよいくらいの民族療法が実践されています。

　そのほかに、比較的新しく興ってきた補完・代替医療もあります。その代表として、ホメオパシー、自然療法、人智医学があげられます。

表 1-1　補完・代替医療の種類

補完・代替医療	主な種類
民族療法などの体系的医療	漢方、鍼灸、アーユルヴェーダ、チベット医学、ユナニ、その他各国の民族療法、ホメオパシー、自然療法、人智医学
食事・ハーブ療法	サプリメント（栄養補助食品、健康食品）、絶食療法、花療法、ハーブ療法、長寿食、菜食主義、メガビタミン療法、マクロビオティック
心に働きかける療法	自律訓練法、バイオフィードバック、催眠療法、瞑想療法、リラクセーション法、イメージ療法、漸進的筋弛緩法
身体を動かして行う療法	運動療法、太極拳、内気功、ヨーガ、ダンスセラピー
動物に触れたり、植物を育てることで行う療法	アニマルセラピー（動物介在療法）、イルカ療法、ホースセラピー、園芸療法
感覚を通して行う療法	アロマセラピー、芸術療法、絵画療法、音楽療法、光療法、ユーモアセラピー
物理的刺激を利用した療法	温泉療法、温熱療法、刺激療法、電磁療法
外からの力で健康を回復させる療法	指圧、カイロプラクティック、リフレクソロジー、マッサージ、オステオパシー、ボディワーク、セラピューティックタッチ
環境を利用した療法	森林療法（クナイプ療法）、スパセラピー（温泉療法）、タラソセラピー（海洋療法）
宗教的療法	クリスタル（水晶）療法、信仰療法、シャーマニズム

2. 食事・ハーブ療法

　食事やハーブなどに関係のある治療法としては、サプリメントが代表と言えるでしょう。サプリメントは栄養補助食品、健康食品とも呼ばれ、わが国だけでなく海外でも広く利用されています。その他、絶食療法（断食療法）や花療法（バッチフラワーレメディなど）、ハーブ療法（ハーブティ、ハーブエキスを含んだ飲み物・食品を含む）、マクロビオティックなど、さまざまなものがあることはよく知られています。

3. 心に働きかける療法

　心に働きかける療法としては、一般に精神科や心療内科などで使われている自律訓練法、バイオフィードバック、催眠療法、瞑想療法、リラクセーション法、イメージ療法などが含まれます。

4. 身体を動かして行う療法

　自身で身体を動かして行う療法としては運動療法がありますが、これ以外に太極拳、内気功やヨーガなどが行われています。ダンスセラピーなどもこれに含まれます。

5. 動物に触れたり、植物を育てることで行う療法

　動物に触れたり、植物を育てることで行う療法として、アニマルセラピー（動物介在療法）、イルカ療法、ホースセラピー、園芸療法があります。通常、アニマルセラピーとしては知能指数の高いイヌが使われます。また、イルカも知能指数が高い動物であり、イルカ療法と呼ばれています。コミュニケーション障害などの精神障害の治療に用いられています。最近では、ホースセラピー（乗馬療法：hippotherapy）がドイツで行われるなど、積極的に動物を活用した療法が実施されるようになってきています。

　園芸療法は、野菜や花を育てることで中枢神経を刺激することが目的であり、老人保健施設、ホスピスなどでよく用いられています。

6. 感覚を通して行う療法

　感覚を通して行う療法としては、嗅覚を利用したアロマセラピーがあります。

　また、視覚を利用したものに絵画療法があります。すなわち、絵を描くことを通して、治療を図ることができます。この場合、絵画だけでなくすべての造形芸術が利用できることから、絵画療法も含めて芸術療法としてまとめられています。

　さらに、聴覚を通じての療法としては音楽療法があり、コミュニケーション障害、うつなどの治療に応用されています。

7. 物理的刺激を利用した療法

　物理的刺激を利用した療法には温泉療法や温熱療法などがあります。ただし、温泉療法は必ずしも物理的刺激だけを利用したものでないことは言うまでもありません。

8. 外からの力で健康を回復させる療法

　外からの力で健康を回復させる療法としては、指圧、カイロプラクティック、リフ

レクソロジー、オステオパシー、マッサージ、ボディワーク、セラピューティックタッチなどがあります。

9. 環境を利用した療法

環境を利用した療法としては、森林療法（クナイプ療法）、スパセラピー（温泉療法）、タラソセラピー（海洋療法）があります。

10. 宗教的療法

宗教的療法としては、クリスタル（水晶）療法、信仰療法、シャーマニズムなどがあります。

実際のところ、ここにあげた補完・代替医療はごく代表的なものだけであり、世界中には多種多様な療法が存在しているのです。

2　補完・代替医療の特徴

1. 補完・代替医療の特徴

欧米の先進諸国では、西洋医学中心の医療（主流医学）が行われています。現代西洋医学は、感染症をはじめ多くの疾患を治癒可能にしてきた点で大きな功績があることは言うまでもないでしょう。また、医療を科学のレベルにまで上げたという点も大いに評価されるべきでしょう。しかしながら、そのような西洋医学的手法でも、なお力の及ばない疾患が多くあります。すなわち、まだ原因が明らかとなっていない複雑な発症要因をもった慢性的な疾患、ストレスなどの精神的な要素が関連する疾患、再発性疾患などです。

また、抗生物質を用いた化学療法の感染症に対する効果は言うまでもないことですが、現在では、抗生物質に対する耐性菌など、必ずしも西洋医学では完全に効果の発揮できない部分が多く残されています。

さらに、たとえ西洋医学的にはうまく治療できたとしても、さまざまな症状を抱えたままである場合もあります。たとえば、高血圧症で血圧のコントロールがうまくいったとしても、多くの自覚症状を訴える患者がいます。このような場合、西洋医学では、これらのいわゆる不定愁訴に対応するのが困難なことが多いでしょう。

このように、西洋医学が多くの病気の診断や治療において、大きな力を発揮していることは事実ですが、なお力の及ばない部分があります。これら西洋医学の力の及ばないところを補完・代替医療で補い、患者のQOL（quality of life）やADL（activities of daily living）を高めることができるのです。

2. 補完・代替医療と現代西洋医学の比較

ここで、補完・代替医療の特徴を述べるために、漢方などの代表的な補完・代替医療を想定しながら、現代西洋医学と比較してみましょう（**表1-2**）。

多くの補完・代替医療は、それぞれ独自の生命観や宇宙観などに基づいて体系化されています。一方、現代西洋医学は、いままで明らかにされた事実をもとにした科学理論を基盤として成立しています。

補完・代替医療では、包括的に病態を捉え、全人的に診断・治療するという姿勢があり、個人を重視するため個人個人に応じたテーラーメイドの医療を実現することができます。さらに、経験に基づくことにより、主観的要素が多くなります。これに対して、現代西洋医学では、病態を分析し、臓器に焦点を当てがちで、全体をおろそかにしやすくなります。しかし、手法としては統計学的解析を用いた集団医学的方法であり、極めて客観的でもあります。

多くの補完・代替医療では、複合された天然薬物や自然に存在するエネルギーを利用し、患者の自然治癒力を高めることによって治療します。これに対して、現代西洋医学では、合成品で、基本的には単品を用います。また、人工的につくり出した放射線などを利用することもあります。このほうがはるかに分析しやすく、切れ味がよいという利点があるからです。目指す方向は、根本原因の治療ということになります。

以上のような、補完・代替医療と現代西洋医学の違いはありますが、それぞれに長所短所があることはおわかりいただけたと思います。

表 1-2　補完・代替医療と現代西洋医学との比較

補完・代替医療	現代西洋医学
哲学的、思想的背景に基づく	科学理論に基づく
包括的	分析的
全人的	臓器別
経験的	統計学的解析
主観的	客観的
自然治癒力を期待	原因治療を目標
切れ味は悪い	切れ味はよい
副作用弱い	副作用強い
QOLの向上を重視	根本治療を重視
テーラーメイド医学	集団医学
天然品、自然の力を利用	合成品、人工的エネルギーを利用
複合成分	単一成分

3　補完・代替医療の問題点

　補完・代替医療にはさまざまな問題点があります。それらを列挙すると、以下のようになります。

- 患者は、補完・代替医療の実施について医療者に相談しているか（コミュニケーションギャップの問題）。
- 看護師は、補完・代替医療に関する知識はあるか（教育の問題）。
- 科学的根拠はあるか。
- 情報は正しく伝わっているか。

　ここでは、これらの問題点をもう少し掘り下げ、説明していきます。

1. コミュニケーションギャップの問題

　補完・代替医療の利用に関して、医師と患者の間のギャップがみられます。すなわち、患者が補完・代替医療について医師に現実に相談しているかに関しては、ほとん

ど相談していないのが現実でしょう。

　しかしながら、看護師は、患者にとって医師よりも話しやすい立場にあり、補完・代替医療の使用についての相談を受ける機会も多いのではないかと考えられます。それでは、実際に看護師が患者から補完・代替医療の利用について相談を受けた場合、うまく答えることができるのかというと、現実には、困難な場合が多いのではないでしょうか。

2. 補完・代替医療の教育の問題

　最近では、大学の看護学科や専門学校でも、補完・代替医療についての講義やデモンストレーションなどが行われるようになってきています。しかしながら、まだまだ十分な時間が確保されているとは言い難いのが現状です。

　卒後教育に関しては、体系的なものはありません。しかし、学会、研究会などは数多くあり、補完・代替医療についての情報を得る機会は増加してきています。また、さまざまな看護研修の場でも、補完・代替医療に関するものが取りあげられるようになってきています。このようなことから、看護師に対する卒前・卒後教育の機会は増えていると言ってよいでしょう。

3. 科学的根拠はあるか

　補完・代替医療の科学的検証を進めていくことは、極めて重要なことです。すなわち、科学的根拠に基づいた補完・代替医療、evidence-based complementary and alternative medicine が重要であることは言うまでもありません。

　科学的検証は、まず *in vitro* での実験で行います。すなわち、薬効物質の検定、たとえば抗菌作用、抗がん作用、細胞増殖あるいは細胞分化促進作用、細胞内代謝作用などをもつ物質のスクリーニングを行います。さらにこういった *in vitro* の実験が済んだ後、動物実験が実施されます。これには、たとえば免疫能の変化、感染症モデルを使った実験系、その他の病態モデルを使った動物での実験、安全性試験などが含まれます。そして、最後に行われるのが臨床試験ということになります。

　臨床試験では、evidence-based medicine（EBM）が重要となってきます。すなわち、

臨床試験における証拠の上下関係を考慮する必要があります。一般的に、1番上にあるのが体系的評価とメタ分析、2番目がランダム化対照試験、3番目がコホート研究、4番目が症例対照研究、5番目が横断的調査、6番目が症例報告と言われています。したがって、このなかで最も重要なのはメタ分析ということになります。しかしメタ分析を行うには、複数のプラセボ対照二重盲検試験が必須です。

　臨床試験のなかでも重要視されているのが、ランダム化二重盲検試験（randomized double-blind controlled trial ; RCT）です。これは、被験者をランダムに医学的介入群とプラセボ群に割り付けて行う臨床試験です。この場合、医学的介入を行い、効果、副作用、有用性などを判定する医師も、被験者も、どちらが割り付けられているかわからないようになっています。医学的介入群とプラセボ群を厳格に比較することにより、医学的介入の有用性を統計学的に証明する方法なのです。

　補完・代替医療に関して、MEDLINEやCochrane Libraryで検索にかけてみると、最近飛躍的に補完・代替医療の臨床試験に関する研究が増加してきているのがわかります。しかし、まだまだ科学的根拠に基づいた補完・代替医療というものは少ないのが現状でもあります。これは、補完・代替医療におけるEBMを実行するための難しさがあげられます。すなわち、補完・代替医療の多くにおいて、プラセボをどうするかという問題があります。薬物のようなものは、現代西洋医学で行っているのとほぼ同じ方法で行うことが可能です。しかし、たとえば鍼のようなものですと、プラセボをどうするかがかなり難しくなってきます。偽のツボへの刺入をプラセボとした場合、果たして正確なプラセボになっているかどうかは疑問です。また、できるだけ二重盲検に近づけるために、治療者と判定者が異なっていることも重要なことです。

　補完・代替医療のうち、精神的な要素を含む治療法では、非常に困難を伴います。しかし、これらもできる限り、科学的な検証が可能な方法に近づけていくことが必要なのです。

4. 情報は正しく伝わっているか

　補完・代替医療に関するデータベースを構築することは、補完・代替医療についての正確な情報を医療者、一般市民に提供するために必要不可欠です。最近では、電子

媒体によるデータベースが簡単に利用できる環境になってきており、Web サイトからアクセスできるデータベースが便利です。

補完・代替医療全般のデータベースは、現在、存在していません。しかし、健康食品（サプリメント）に関するデータベースはいくつかあります。

- 国内
    独立行政法人 国立健康・栄養研究所「『健康食品』の安全性・有効性情報」
        http://hfnet.nih.go.jp/　［無料で一般公開］
- 海外
    Natural Medicines Comprehensive Database
        http://naturaldatabase.therapeuticresearch.com/　［有料の登録が必要］

今後、このような補完・代替医療に関するデータベースが多く構築されることが期待されます。

以上のように、補完・代替医療にはいくつかの問題点がありますが、看護の場に補完・代替医療を生かしていくためにも、これらの問題点を解決していかねばならないと思われます。

4　統合医療

統合医療（integrative medicine / integrated medicine）とは、現代西洋医学を中心にして、補完・代替医療を組み合わせた医療を言います。統合医療は、単に疾患の治療だけでなく、予防や治未病（病気になる前段階のうちに治療し、本格的な病気にならないようにすること）、健康増進・維持も目指して、全人的で、しかも生活の質（QOL）を考慮した理想的な医療と考えられています。

1. 統合医療の現状

最近徐々に、統合医療を実践している医療機関、介護施設、自治体などが増えてき

ています。これらの統合医療は、心身一如という考えの下に精神と肉体の健康を意識したもので、自己治癒力の強化、全人的医療、QOLの向上、オーダーメイドの医療を目指している点では共通しており、各施設、コミュニティなどの特長を生かした、さまざまな補完・代替医療を組み合わせて行っています。

2. 次世代型統合医療

次世代型統合医療では、現行の統合医療に、さらに「スピリチュアリティの向上」と、それを図るための実践の場としての「環境」の2つをキーワードとしています。

それでは、スピリチュアリティとはいったい何なのでしょうか？　筆者個人の考えとしては、「スピリチュアリティ」は、幸福感や生きる喜び、生きる力、生への畏敬、自我の存在感、生きる意欲などです。また、自然に対する畏敬の念や、自然との共生感、自然のなかでの自我の存在などが、さらに上位の概念として続きます。これは、自然の力の大きさ（偉大さ）や巧みさ、精緻さに対する畏敬の念にもつながってきます。さらに、宗教的な意味合いをもつものとして、「納得のいく死」あるいは「死後の世界」「死生観」、さらに「魂の存在」「絶対的なものの存在」、すなわち「神の存在」などが含まれることになります。このように、スピリチュアリティという言葉のなかにはさまざまな意味合いが含まれており、また、それを使う場によって異なってきます。

筆者らは、このようなスピリチュアリティの向上を図る次世代型統合医療を、寺院、緑地公園などで実践してきました。

3. 健康創生と統合医療

❖健康創生とは

生活習慣病は、食生活、運動不足、ストレス、睡眠不足、喫煙など、さまざまな生活習慣上の問題が複合し、さらに環境や本人の体質（遺伝的背景）などが組み合わさり、病気となって現れてきます。ほとんどの生活習慣病は、突然現れるのではなく、徐々に生体内での病的な変化が起こり、やがて自覚症状が出てきます。それも、その病気特有の症状ではなく、ごく一般的な倦怠感、冷え、のぼせ、動悸など、多彩な症状の1つまたは複数です。検査値は異常値を示していないことも多く、このような状

態を未病と言います。すなわち、健康ではないが、病気でもない、病気と健康の中間の状態、病気の前段階です。

このような未病の段階で、本格的な病気にならないように治療を施すこと、すなわち、治未病が健康を守るうえで重要です。単に病気の予防だけでなく、現在の健康である状態を維持し、さらにもっと活力のある健康増進を目指していくこと、さらにそれよりもっと積極的に、生き生きとした、生きがいのある生活を営むことが極めて大切です。このような、病気の予防、健康維持・増進、生きがいのある生活の営みを目指した統合医療を、筆者らは「健康創生」と呼んでいます。

❁ 統合医療による健康創生

筆者らは、疾病の予防、健康維持・増進を目的とした統合医療として健康創生プログラムを構築し、実施しています。このプログラムでは、特に病気にかかっているわけではないけれども、健康が気になる方、将来病気にならないか不安を抱えている方、現在の健康を維持したい、あるいはもっと元気でいたい、生き生きとした生きがいのある生活を送りたいなどと願っている方を対象に、生活習慣の改善、睡眠の改善、ストレス軽減、認知症の予防、スピリチュアリティの向上などについて、適切な指導、アドバイスを行い、気になるさまざまな病気を予防したり、より健康な、生き生きとした生活ができるようにしたりするものです。

そのために、本プログラム参加者に、参加開始時に、自覚症状、既往歴、家族歴、身体測定、血液・尿検査、心電図、ストレスチェック、睡眠チェック、QOL評価などの各種検査情報や、服用薬物、摂取サプリメントなどの医療・健康情報を記入してもらいます。さらに、引き続き毎日、日々の食生活、運動状況、健康状態（自覚症状、睡眠状況を含む）、体重測定、血圧測定結果などのデータを入力してもらいます。これらのデータに基づき、医師、保健師、看護師、管理栄養士、健康運動指導士が日常の健康管理、生活習慣の改善（運動、食事など）、睡眠、ストレスコーピング法、適切なサプリメントの摂取についての指導・アドバイスなどを行っています。また、イベントとして、健康講座、森林療法、アロマセラピー、ハーブ療法、鍼灸治療（ツボ療法）、ヨーガ療法など、さまざまな活動を行っています。

このような健康創生プログラムは、まさに統合医療の1つであり、このプログラムを発展させることにより、新しい型の統合医療（健康創生型統合医療）が実現できるものと期待しています。

4. 明治国際医療大学附属統合医療センターの取り組み

　明治国際医療大学は、2010年11月、京都市内に附属統合医療センターを開所しました。本センターでは、現行型および次世代型統合医療、健康創生型統合医療を行うことを目的としています。

　ここでは、診療所と鍼灸・マッサージの治療所を併設しています。診療所では、一般診療（内科、心療内科、精神科）と漢方診療を保険診療で行っています。その他、心理カウンセリング、サプリメント・カウンセリング、ヨーガ療法、健診なども行っています。治療所では、鍼灸、マッサージ、アロマセラピーなどを実施しています。

　すべての患者は、まず診療所で医師が診察し、必要であれば、治療所の鍼灸師、マッサージ師と協議のうえ、治療計画を立てて、施術を行います。そのことにより、1人ひとりの患者にあったオーダーメイドの統合医療を行うことができるのです。すなわち、現行型の統合医療を行っているのです。

　さらに、一般市民を対象とした次世代型統合医療のプログラムも実施しています。現在までに、認知症予防プログラム、ストレス軽減プログラムを行ってきました。さらに、健康維持・増進を目的とした健康創生プログラムも立ちあげています。

　このように本センターでは、現行型、次世代型および健康創生型統合医療をさまざまなかたちで、一般市民、患者に提供しています。また、医療従事者向けの統合医療に関する講演、講座なども開催し、総合的に幅広く統合医療を展開しています。

参考文献
1）今西二郎，小島操子編：看護職のための代替療法ガイドブック，医学書院，2001．
2）今西二郎編：医療従事者のための補完・代替医療，改訂2版，金芳堂，2009．
3）今西二郎：統合医療，改訂2版，金芳堂，2015．

（今西二郎）

Part 1

補完・代替療法と看護

2

　「補完・代替療法」がやがてわが国の看護にも登場してくるであろうと思い、ある看護系専門雑誌に「代替的治療の普及と看護」[1,2]という文章を書かせていただいてから20年弱が経過しようとしています。日本の医療は西洋医学で占められているように思われますが、実は補完・代替療法も多く用いられているのです。日本人にとって、補完・代替療法は民族的にも受け入れやすい素地をもっているかもしれない[3]と言われており、それゆえ、諸外国の動きに比較してゆっくりではありましたが、補完・代替療法で実施される療法やケア、それに関連する記事が学会、メディアなどで多く発表されるなど、パラダイムの転換と思えるような動きは明確でありました。

　本項では、補完・代替療法と看護について、まず補完・代替療法とは何かを述べ、次に看護とは何を目指しているのかを説明した後で、両者のつながりについて考えていきます。そして、補完・代替療法を看護に用いる際に考慮すべきことや、さらなる発展に向けて述べます。

1　補完・代替療法とその範囲

　補完・代替療法とは何かということですが、西洋医学以外のすべての治療法が入ることになります。補完療法（complementary therapy）には"西洋医学を補う"という意味があり、代替療法（alternative therapy）は"西洋医学に取って代わる"という意味

で用いられていました。たとえば、痛みをコントロールするために鎮痛剤を使う代わりにリラクセーション技法を使うとします。この場合、リラクセーション技法は「代替療法」ということになります。また、鎮痛剤を使いながらリラクセーション技法も用いた場合、リラクセーション技法は「補完療法」になります。しかし、厳密な定義をせずに使われている場合も多くあります。

米国では"alternative"が主に使われ、ヨーロッパ諸国では"complementary"が用いられていました。やがて言語の意味が問われるにつれ、2つの語を併用して使うようになりました。この経緯は、米国国立衛生研究所（National Institutes of Health；NIH）に1992年に設立された代替医療事務局（Office of Alternative Medicine；OAM）が、1998年には米国国立補完代替医療センター（National Center for Complementary and Alternative Medicine；NCCAM）に名称変更されたことからも読み取ることができます。NCCAMでは、補完療法を以下の5つのカテゴリーに分類しています[4]。

❶ ケアシステム（アーユルヴェーダ、伝統的な中国医学、ホメオパシーなど、文化に根づいた療法）
❷ 心身の作用（祈り、音楽、イメージ療法、日記療法、ユーモア）
❸ 生物学的療法（アロマセラピーの精油、ハーブ、栄養補助食品）
❹ 手技・身体療法（太極拳、マッサージ、エクササイズ）
❺ エネルギー療法（リフレクソロジー、ヒーリングタッチ、鍼、指圧、磁気）

わが国の看護系専門雑誌をみると、1990年代後半から2000年代前半にかけてこのような内容で特集が組まれていますが、タイトルは「代替補完療法」あるいは「代替療法（医療）」になっています。明確な用語の定義をせずに使っている場合が多いと思いますが、内容をみるとほとんどの場合、代替療法というよりは補完療法として使われています。そのため、最近の米国の書物には「補完療法」の表現が多く使われ、「代替療法」を省いていることも少なくありません[4]。これは、次第に正確に表現することになっている表れではないかと思います。

米国では、44〜85％の人が生物医学的治療（西洋医学）に加えて補完療法を使っていた、との報告があります[4]。また、わが国では50〜76％の人が補完療法を用いていたということです[5]。さらに、がん患者に焦点を当ててみると、44.6％の人が補完・

代替療法を用いていたと報告されています[6]。

このような補完・代替療法はいまに始まったものではなく、西洋医学の発展以前に世界中でさまざまな健康問題に対処する目的でも用いられていました。現在、世界各国の看護で実践されている補完・代替療法は1,800種以上あると言われています[7]。

ちなみに、わが国で出版された書籍『看護職のための代替療法ガイドブック』[8]には、アロマセラピー、イメージ法、ボディワーク、運動療法、漢方薬、鍼灸、カイロプラクティック、健康補助食品、催眠療法が含まれています。これら以外に、マッサージ、タッチ、セラピューティックタッチ、リフレクソロジー、筋弛緩法、自律訓練法、瞑想法、音楽、バイオフィードバック法なども看護で主に用いられているケア方法ですが、これらも補完・代替療法のカテゴリーに分類されているのです。

2　看護の目指す方向

看護とは何かについて、日本看護協会は「看護とは健康のあらゆるレベルにおいて、個人が健康的に正常な日常生活ができるように援助することであり…健康のどのレベルにおいても、対象となる人がそれまでもち続けていた生活のリズム（健康な状態）にまで整えるということである」[9]としています。また、米国看護師協会による新しい定義では、「看護とは、健康とその人に備わっている力を保護、促進、最適化することであり、病気やけがの予防であり、痛みの緩和である。それは人体反応の診断と治療による苦痛の緩和、個人、家族、コミュニティ、集団のケアの擁護である」[4]とされています。

両者の看護の定義より、看護とは、人間を身体、精神、社会、スピリチュアルな側面が統合された全人的な存在として捉えることであり、その人間を取り巻く環境をも視野に入れて健康の維持・増進に向けてアプローチすることである、ということができます。この人間全体をホリスティックに捉えてアプローチすることに看護の神髄があり、他の学問体系とは異なる看護の特徴であるということが言えると思います。

3 補完・代替療法と看護

1. 補完・代替療法と看護の共通点

これまで看護ケアとして捉えられていたさまざまな方法が、補完・代替療法の登場によって新たなカテゴリーに分類されるようになり、両者の関連を考えなければならなくなりました。補完・代替療法と看護を眺めてみると、次のような共通点があります[10]。

❶補完・代替療法も看護も、共にホリスティックアプローチに基づいてなされる。
❷主体となるのは、常に患者あるいはクライエントである。
❸セラピストが担うのは支持的な役割である。
❹力点を置いているのは健康の維持・増進である。

さらに共通点をあげるとすれば、補完・代替療法も看護も、科学的な方法に基づいた研究が少なく、効果のエビデンスが得られていないことが多いということです。しかし、この点に関しては次第に改善されつつあり、根拠を示した研究も報告されるようになってきています。

2. 補完・代替療法と看護教育

とりわけ影響力があると考えられる看護教育においての変化はどうなのでしょうか。わが国の看護教育において、ずっと以前（1999年）[11]は「コンプリメンタリーセラピー」「癒し論」「東洋医学」「リラックス療法」などの科目がありました。また、看護専門領域では、マッサージ、リラクセーション、呼吸法、腹式呼吸を含めた科目もありました。近年では補完・代替療法に関する科目が増えており、選択科目として位置づけている教育機関が多いとの情報を得ております。このような分野に関しても、より正確な情報の提供が求められているのです。

折しも、米国看護界で補完・代替療法をいち早く看護介入として取り入れ、実践してこられたシュナイダー（Snyder, M.）博士が2009年に来日され、いくつかの大学において貴重な講演をされています。その報告[4]をみると、補完療法の内容をすべての

レベルで看護教育のカリキュラムに組み込む必要が認められていること、また米国国家資格試験評議会が登録看護師の試験に補完療法の基礎知識を盛り込むことを期待していること、さらに、米国看護大学協会は、学士号取得の看護師には補完療法の基礎知識を有することを条件と指定していること、などが書かれています。タイトルも『看護における補完代替療法―意義、歴史、新たな挑戦』となっており、この分野における最新の情報を含んだ貴重な書物であると思います。米国の看護教育におけるこのような流れは、いずれわが国の看護教育にも影響を及ぼすであろうことが予測されるので、その経過を見守っていきたいと考えています。

3. 補完・代替療法を看護に用いた調査・研究

近年、人々の補完・代替療法に関するニーズは高まっています。補完・代替療法を看護に用いた調査・研究として、以下のようなものが報告されています。

- 相原ら[12]：がん看護領域で可能なアロマセラピー/マッサージ、音楽/音楽療法、呼吸法/リラクセーション法など5種類の効果と安全性に関するレビュー。実践は強く推奨されてはいないが、痛みの改善や不安軽減などの効果が報告された。安全性については、実施上の注意点や患者の好みへの配慮、実施者への訓練の必要性などが指摘されている。
- 西田ら[13]：癒しのケアの1つであるヒーリングタッチについての報告
- 山本ら[14]：アロマセラピーの状況についての報告
- 西田ら[15]：ヒーリングタッチやリラクセーションが癒しのケアとして診療報酬として評価されていくために、エビデンスをもって患者に提供することの必要性を示している。
- 本谷ら[16]：大学病院に勤める看護師を対象にした、がん患者の補完・代替療法に関する経験や困難さについての報告。全体的に、看護師の経験年数が長いほど、補完・代替療法の経験度が高い傾向がみられた。困難点は、「患者・家族の自己判断」「患者の身体や治療への影響」などの5カテゴリーに分類された。さらに、がん看護に携わる看護師を対象に、補完・代替療法に対する認識を明らかにした報告もある[17]。
- 神里[18]：アロマセラピー・マッサージの手技を中心にした報告

- 山本ら[19]：マッサージやアロマセラピーの方法をより具体的にわかりやすく解説した。
- 澤田・神里ら[20]：がん看護に携わる看護師が活用しやすい補完・代替療法をテーマに教育セミナーを開催し、受講者を各施設の病棟に配置して、補完・代替療法の実施状況について毎月1回聞き取り調査を行ったところ、「5分間マッサージ」「アロマセラピー」「音楽療法」などが多く活用されていたことがわかった。臨床で活用を促進するためには、スタッフ教育の周知を図ることが大切だと述べている。さらに、4施設を対象に同様の調査を行い、その結果も報告している[21]。

4 補完・代替療法を看護に用いる際の留意事項

　患者や家族が補完・代替療法を用いようと考えていたり、すでに用いていて問題が発生したり、また、どのように対処したらよいのかわからないといった場合には、医師よりも看護師が質問や相談を受けることが多いと思われます。そのような場合には、どのように対応したらよいのでしょうか。

　米国のワイル（Weil, A.）博士は、著書『Spontaneous Healing』のなかで、補完・代替療法を受けようとしているがん患者に、以下のことを提案しています[22]。しかし、それらはがん患者に限らず、すべての患者に通じると考えられるため、ここで紹介いたします。

❶ 受けたいと思われる治療法に関して統計的データを求めること。
❷ 治療によって生じる危険性や毒性についての有無を確認すること。
❸ その治療を受けた患者についての情報を求めること。

　このような提案事項に関して応えられるようなデータがあれば判断の助けになると思われますが、実際には求めてもデータが得られない場合が多いのではないかと懸念されます。

　西洋・東洋の治療法を多くの患者に実施している帯津良一医師は、「エビデンスのある部分はこれを大いに用い、ない部分は直感と想像力を働かせて用いていけばよい

のである」[23]と述べています。直感と想像力と言えるまでには、相当なトレーニングを積むことが必要であり、それゆえに補完・代替療法の効果もあることを示しているのかもしれません。さらに、看護師の役割について、「代替療法においては当事者すべてが主役であるが、主役中の主役は看護師であるといってもよいであろう」とも言っています。

また小島[8]は、代替療法に関する留意点として、以下の2点を示しています。1つ目は患者指導であり、それには、①代替療法について的確に説明する、②個人差があることを伝える、③過剰な期待をしないよう注意する、ことをあげています。2つ目は、看護者の責務として、①患者の要望や意向を大切にする、②的確な情報をもつ、③不利益から患者・家族を擁護する、ということです。特に③については、詐欺的な療法に対して、患者や家族が陥らないように擁護しなければなりません。患者や家族の弱みにつけ込んで高価な治療法を強要された結果、不幸にして死に至るようなことがニュースとして報じられることもめずらしくありません。看護師は、このような事態に患者や家族が遭遇しないように見守る必要があります。

近年、西洋医学と補完・代替療法の両方の長所を生かした統合医療(integrative medicine)が注目を浴びるようになりました。患者は治療の選択に対して、これまで以上に積極的に参加することが可能になります。そこで、補完・代替療法の利用者がエビデンスを得ることができるように、「統合医療」情報発信サイトでは「情報を見極めるための10か条」(**表 2-1**)[24]を紹介しています[25]。看護師にも役立つと思われるので、参考にしてください。

表 2-1 情報を見極めるための10か条

1. 「その根拠は?」とたずねよう
2. 情報のかたよりをチェックしよう
3. 数字のトリックに注意しよう
4. 出来事の「分母」を意識しよう
5. いくつかの原因を考えよう
6. 因果関係を見定めよう
7. 比較されていることを確かめよう
8. ネット情報の「うのみ」はやめよう
9. 情報の出どころを確認しよう
10. 物事の両面を見比べよう

(厚生労働省「「統合医療」に係る情報発信等推進事業」「統合医療」情報発信サイト:情報の見極め方.
http://www.ejim.ncgg.go.jp/public/hint/)

5 さらなる発展に向けて

　わが国において補完・代替療法における看護を考える際、最も関係が深いのは日本ホリスティックナーシング研究会でしょう。ここでの活動の特徴は、ホーリズムの哲学に基づき、自然・人間・健康とケアを考えていくことにあります。なかでも欠かせないのが、それにかかわる看護師自身がホリスティックな資質を保つ（養う）ことです。日本ホリスティックナーシング研究会は、ホリスティックナーシングに関心のある有志が集まり2009年より活動を開始し、2011年に正式に研究会として発足しました。研究会の開催は年2回で、ホリスティックナーシングに関するテーマの講演のみならず、講演に関連したホリスティックなアプローチについて、ワークショップで体験することができます。体験は、より確実に自分への気づきを促してくれるからです。また、自分自身を涵養できない者は、相手に影響力を及ぼすことができないだろうと考えるからです。

　さらにAmerican Holistic Nurses Association（AHNA；全米ホリスティック看護協会）の認定制度について情報収集し、わが国での制度化へ向けて検討中です。認定制度検討委員会により、AHNAで編集されたコアカリキュラムのテキストをもとにベーシックセミナーが開催されています。AHNAでは、AHNAの発行する認定証がその人の資質の一部と評価されています。関心のある方は、日本ホリスティックナーシング研究会のホームページ（http://www.jhna.jp）にアクセスしてみてください。

＊

　人はホリスティックな人間として扱われることを望んでいます。言うなれば、人間を全体としてみるホリスティックケアを受けたいのです。多くの補完・代替療法は、ホリスティックな考え方が基盤にあります。それは看護にとって重要な考え方であり、補完・代替療法の魅力でもあると言えるのです。
　補完・代替療法と看護は密接につながっており、切っても切れない関係にあります。

ホリスティックアプローチの魅力が人々の心身の状態を整え、健康の維持・増進に貢献し、さらに明確に伝達できる情報が整理され、発展していくことを願っております。

引用文献

1）荒川唱子：代替的治療の普及と看護（前編），がん看護，2（2）：122-123，1997．
2）荒川唱子：代替的治療の普及と看護（後編），がん看護，2（3）：200-201，1997．
3）内布敦子：看護治療の視点と技法，看護学雑誌，64（7）：594-597，2000．
4）2009年スナイダー博士招聘講演実行委員会編：看護における補完代替療法─意義，歴史，新たな挑戦，看護の科学社，2009（非売品）．
5）Hori, S. et al. : Patterns of complementary and alternative medicine use amongst outpatients in Tokyo, Japan, BMC Complement Altern Med, 19 : 8-14, 2008.
6）厚生労働省がん研究助成金「がんの代替療法の科学的検証と臨床応用に関する研究」班編：がんの補完代替医療ガイドブック，2008．
7）Snyder, M., Lindquist, R. : Complementary / Alternative Therapies in Nursing, 5th edition, p.129-142, Springer Publishing Co., 2006.
8）今西二郎，小島操子編：看護職のための代替療法ガイドブック，医学書院，2001．
9）日本看護協会：看護制度改善にあたっての基本的な考え方，看護，25（13）：52-60，1973．
10）荒川唱子，小板橋喜久代編：看護にいかすリラクセーション技法─ホリスティックアプローチ，医学書院，2001．
11）荒川唱子：代替的治療と看護，看護教育，40（8）：634-638，1999．
12）相原優子ほか：がん看護実践に活用可能な補完代替療法の効果と安全性のエビデンスに関する文献検討，沖縄県立看護大学紀要，13：1-15，2012．
13）西田直子ほか：ヒーリングタッチの成果と普及，日本看護技術学会誌，14（1）：7-10，2015．
14）山本加奈子ほか：アロマセラピーの成果と普及，日本看護技術学会誌，14（1）：11-13，2015．
15）西田直子ほか：シンポジウム 癒しのケアの成果と普及，日本看護技術学会誌，14（1）：4-6，2015．
16）本谷久美子，藤村朗子：がん患者の補完代替療法に関する看護師の経験とその困難─大学病院看護師を対象として，日本がん看護学会誌，27（1）：31-41，2013．
17）本谷久美子，藤村朗子：がん患者の補完代替療法に関する看護師の認識，日本がん看護学会誌，28（3）：24-29，2014．
18）神里みどり：それぞれの病院で実践している補完代替療法の具体的な看護援助─アロママッサージの手技を中心に，Expert Nurse，27（12）：68-70，2011．
19）山本瀬奈ほか：補完代替療法の up to date ─マッサージとアロマセラピー，緩和ケア，24（5）：356-360，2014．
20）澤田香純ほか：緩和ケア病棟におけるヒーリングワゴン導入を通した補完代替療法の活用状況と効果，日本がん看護学会誌，26（Suppl）：170，2012．
21）神里みどりほか：一般病院におけるヒーリングワゴンを活用した補完代替療法の導入効果（1），日本がん看護学会誌，26（Suppl）：164，2012．
22）Weil, A. : Spontaneous Healing : How to Discover and Enhance Your Body's Natural Ability to Maintain and Heal Itself, p.267-281, Alfred A. Knopf, Inc., 1995.
23）帯津良一：臨床での代替補完療法の実際，EB NURSING，4（3）：67-71，2004．
24）厚生労働省「「統合医療」に係る情報発信等推進事業」「統合医療」情報発信サイト：情報の見極め方，http://www.ejim.ncgg.go.jp/public/hint/
25）大野 智：補完代替医療のエビデンス：どう伝え，どう活用するか？，医学のあゆみ，254（3）：235-240，2015．

（荒川唱子）

メディカル・アロマセラピーの基礎知識

Part 2

Part 2

アロマセラピーとは 1

> アロマセラピーとは

✤アロマセラピーとは何か

　アロマセラピー（aromatherapy）とは、さまざまな芳香植物から抽出された100％天然の精油（エッセンシャルオイル）を利用して行う療法で、補完・代替医療の1つです[1]。

　アロマ（aroma）は香り、セラピー（therapy）は治療を意味する言葉で、日本語では芳香療法と訳されます。香りが人の健康状態に大きな影響を与えることはよく知られていることであり、古代より、香りを利用した治療法は行われてきていました。

　これが近年アロマセラピーとして体系化され、現代では多くの研究者や医療者などがアロマセラピーに取り組むようになり、科学的研究が多くなされるようになってきました。

　アロマセラピーは、美容を目的としたエステティック・アロマセラピーと、病気の治療や症状の緩和など医療を目的としたメディカル・アロマセラピーの2つの領域に大きく分けることができます[1]。メディカル・アロマセラピーは、治療としてだけではなく、介護領域や看護領域などでも幅広く用いられています。たいへん手軽な方法で効果を得ることができますが、反対に副作用をもたらす場合もあるので、使い方には注意が必要であり、作用を詳しく知っておくことが重要です。

✤アロマセラピーが適応となる疾患や症状

　アロマセラピーが適応となる疾患や症状を**表1-1**に示します。この表からもわかるように、アロマセラピーはほぼ全科に適応となると言えます。病気の治療や症状の緩和だけではなく、たとえば病院の環境改善や患者の不

表 1-1　アロマセラピーの適応する疾患や症状

1. かぜやインフルエンザ、気管支喘息などの呼吸器疾患
2. 花粉症などのアレルギー疾患
3. アトピー性皮膚炎、その他接触皮膚炎などの皮膚疾患
4. 妊娠中や出産時での使用、月経困難症、月経前緊張症、更年期障害
5. さまざまな心身症
6. 不眠症、パニック障害などの精神疾患
7. 高血圧、糖尿病、肥満症などのさまざまな生活習慣病に伴う諸症状
8. 肩こり、腰痛、関節痛、筋肉痛などの疼痛を伴う疾患
9. 時差ぼけなどのリズム障害
10. 便秘、食欲不振などを含む胃腸障害

（今西二郎：補完・代替医療 メディカル・アロマセラピー, 第2版, p.3, 金芳堂, 2010）

安の軽減、医療関連感染の予防、空気の清浄化、介護者の疲労やストレスの軽減などにも、アロマセラピーは非常に大きな力を発揮します。

ただし、アロマセラピーはあくまでも補完・代替医療としての位置づけであるので、西洋医学による治療を中心としながら、補完的にアロマセラピーを利用することが目的となります。

精油（エッセンシャルオイル）と植物油（キャリアオイル）

❀ 精油（エッセンシャルオイル）

アロマセラピーでは、芳香植物の花、葉、種子、樹脂、果皮など、さまざまな部分から抽出された100％天然の精油を用います。

1つの精油には数十から数百種類の成分が含まれていて、その成分の種類により精油の効果や効能を推定することが可能です。通常は2～4種類の精油をブレンドして用いることが多いので、その相互作用が重要となってきます。

精油は非常に高濃度であり、皮膚刺激性があるので、一部の例外を除き原則として原液を直接肌につけることは避け、マッサージや塗布を行う場合は植物油やエタノールなどの希釈液で薄めて用いなくてはなりません。アレルギーを引き起こす場合があるので、事前に必ずパッチテスト（p.36参照）を行う必要があります。また、柑橘系の精油がもつ光毒

性についても注意が必要です。

使用量や使用濃度が過剰になると頭痛や悪心を引き起こすこともあるので、ときどき換気をするなど気をつけるようにします。

✤ 植物油（キャリアオイル）

植物油は、アロマセラピーでマッサージや塗布を行う場合に、精油を希釈する希釈液として用いられます。精油の成分を体内に運び入れるのを助ける役割があるので、キャリアオイル（carrier oil）とも呼ばれます。

精油と同様、すべて天然の植物性オイルです。よく使われるのは、ホホバオイル、スイートアーモンドオイル、アプリコットカーネルオイル、グレープシードオイル、小麦胚芽オイルなどです。

アロマセラピーの歴史

芳香性のある精油は、古代より、ミイラをつくる過程で保存剤として、また香水や若返りの化粧水として利用されたり、宗教儀式に用いられたりしてきました。中世には、精油のもつ抗菌効果や鎮静効果などを利用して、ペストなどさまざまな感染症の予防や治療にも応用されていたことが記録に残っています。

日本では、538年に百済より、仏教の伝来とともにお香の文化がもたらされました。奈良時代には、鑑真和上が沈香（じんこう）や麝香（じゃこう）などの11種類の香料をもって日本に来たとされ、平安時代には、空気の浄化を目的としてお香を焚きしめるなどの風習が生まれました。

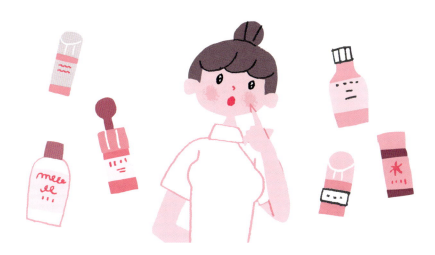

20世紀に入り、フランスのガットフォセ（Gattefossé, R.M.）が「アロマテラピー」という言葉を世に広め、この頃より本格的なアロマセラピーの研究が始まりました。近年のアロマセラピーの発展に貢献した代表的な人物としては、ガットフォセのほか、フランスのヴァルネ（Valnet, J.）、オーストリアのモーリー（Maury, M.）などがあげられます。

このように、アロマセラピーは古代よりさまざまな用途で用いられてきていましたが、アロマセラピーという言葉が生まれ、体系化されてきたのはごく近年になってからです。これらの開拓者に続き、現代では多くの研究者や医療者などがアロマセラピーに取り組むようになり、科学的研究が多くなされるようになってきました。

アロマセラピーの効果

♣ アロマセラピー・マッサージによるリラクセーション効果

精油のなかには、抗不安作用、鎮静作用、抗うつ作用など、ストレスを軽減するような薬効が認められるものが多く存在しています。これにマッサージを組み合わせたアロマセラピー・マッサージを行うことにより相乗効果が期待でき、さまざまな疾患の原因となるストレスを軽減できることが十分に考えられます。

そこで筆者らは、アロマセラピー・マッサージによるリラクセーション効果を検討しました[2]。健常被験者11名に、5分間の足浴と30分間のアロマセラピー・マッサージを行い、セッションの前後に心理学的な測定のために質問紙に記入してもらい、血液と唾液を採取しました。また生理学的な測定として、指尖容積脈波、皮膚電気抵抗、皮膚温、脳波などの測定を行いました。さらに、免疫能の測定も行いました。

真正ラベンダー3滴、マジョラム・スイート2滴、サイプレス1滴をスイートアーモンドオイル10mLに希釈したマッサージオイルを用いてマッサージを行った結果、心理学的な変化については、STAI（state-trait anxiety inventory；状態−特性不安検査）での状態不安に対して、有意な不安軽減効果が得られました。すなわち、刻々と変化する不安状態について、30分のアロマセラピー・マッサージの影響をみたところ、アロマセラピー・マッサージ群では施術前の41.2から施術後の34.1に指標が有意に低下しました。また、精油を用いない植物油だけによるマッサージにおいても、施術前42.0から施術後34.0へと有意に低下しました。

ただし、SDS（self-rating depression scale；

表1-2 アロマセラピー・マッサージの免疫系に与える影響（ヘマトクリットにて補正後）

血球数（個/μL）	施術前 平均（SD）	施術後 平均（SD）	p
白血球	5020.0 (959.5)	5322.4 (1036.4)	0.06
リンパ球	1871.8 (330.1)	1988.2 (555.7)	<0.05
好中球	2835.3 (705.6)	2906.7 (638.9)	0.51
$CD4^+$（ヘルパーT細胞）	696.0 (205.6)	759.3 (302.7)	0.19
$CD8^+$（キラーT細胞）	483.3 (159.7)	571.7 (201.0)	<0.01
$CD16^+$（NK細胞）	142.8 (78.6)	209.5 (126.5)	<0.05
$CD4^+/CD8^+$ 比	1.55 (0.60)	1.39 (0.53)	<0.01

表1-3 植物油によるマッサージの免疫系に与える影響（ヘマトクリットにて補正後）

血球数（個/μL）	施術前 平均（SD）	施術後 平均（SD）	p
白血球	4866.4 (555.9)	5072.1 (752.8)	0.12
リンパ球	1871.8 (330.1)	1983.0 (449.2)	0.17
好中球	2301.8 (563.2)	2426.1 (554.4)	0.11
$CD4^+$（ヘルパーT細胞）	670.3 (203.6)	718.3 (226.5)	0.26
$CD8^+$（キラーT細胞）	526.7 (141.1)	537.7 (145.5)	0.70
$CD16^+$（NK細胞）	197.4 (60.7)	225.5 (66.9)	0.17
$CD4^+/CD8^+$ 比	1.33 (0.42)	1.39 (0.43)	0.14

自己評価式抑うつ性尺度）や、POMS（profile of mood states；気分プロフィール検査）などについては、有意差は認められませんでした。生理学的な変化も、マッサージ前後において大きな変化は認められませんでした。

一方、免疫学的な変化としては、アロマセラピー・マッサージを行った群では白血球の増多傾向がみられました。また、リンパ球、CD8陽性細胞、CD16陽性細胞、$CD4^+/CD8^+$比について有意な変化が得られました（**表1-2**）。しかしながら、精油を用いない植物油によるマッサージについては、有意な変化はどれもみられませんでした（**表1-3**）。このことから、アロマセラピー・マッサージを行うことによって、健常人においてリラクセーション効果が得られることがわかりました。

表 1-4　乳がん患者に対するアロマセラピー・マッサージの抗不安作用（HADS*）

検査時期	1か月前	1回目前	5回目前	8回目前	1か月後
HADS-A 得点の平均（n＝12）	9.00	7.67	6.50	5.42	6.00

1回目前〜8回目前：p<0.05
1か月前〜8回目前：p<0.01

*HADS：hospital anxiety and depression scale；病院不安抑うつ尺度．不安度（HADS-A）7項目と抑うつ度（HADS-D）7項目の得点をそれぞれ算出する

❖ 軽症うつ病患者に対するアロマセラピー・マッサージの効果

筆者らは，5名の軽症うつ病患者に対してアロマセラピー・マッサージの効果を検討してみました[3]。オレンジ・スイート，ゼラニウム，バジルのブレンドをホホバオイルに希釈し，マッサージを30分間，週2回，4週間（計8回）行いました。その結果，HAM-D（Hamilton depression rating scale；ハミルトンうつ病評価尺度）では，施術前平均14.8から施術後平均8.8に有意に低下しました。またPOMSでも，混乱度を有意に低下させることがわかりました。さらに，WCST（Wisconsin card sorting test；ウィスコンシン・カード分類テスト）でも，うつ状態の改善を示す結果が得られました。

❖ 乳がん術後患者の不安感軽減に対するアロマセラピー・マッサージの効果

がん患者は，治療が成功したとしても，常に再発や転移などに対する不安感をもっています。このような不安感の軽減に対し，アロマセラピー・マッサージが有効かどうかを検討してみました[4]。

術後フォローアップ中の乳がん患者12名を被験者とし，1か月間の待機の後（ベースラインの測定期間），アロマセラピー・マッサージを週2回，4週間（計8回）行いました。アロマセラピー・マッサージ開始1か月前，アロマセラピー・マッサージの1回目と8回目の前後および終了1か月後に採血をし，免疫能の測定を行いました。また，開始1か月前，アロマセラピー・マッサージの1回目と5回目，8回目，終了1か月後に各種質問紙記入，血圧・心拍数などの測定を行いました。

オレンジ・スイート3滴、真正ラベンダー2滴、サンダルウッド1滴をホホバオイルに希釈したマッサージオイルを用い、上肢および下肢後面に対して30分間アロマセラピー・マッサージを施行した結果、状態不安については、1回目、5回目、8回目の施術前後で、有意に不安度が低下することが確認されました。また特性不安についても、開始1か月前と終了1か月後を比較すると、有意に低下していました。

HADS（hospital anxiety and depression scale；病院不安抑うつ尺度）についても、1回目の前と8回目の前および開始1か月前と終了1か月後を比較すると、有意な不安度の低下が認められました（**表1-4**）。うつ度については、有意差は認められませんでした。

免疫学的測定について検討したところ、8回目の施術前後で、リンパ球の有意な増加、Th1の増加傾向とTh2の低下傾向が認められました。これらをもってただちに、アロマセラピー・マッサージが免疫能を高めることができるという結論には至りませんが、なんらかの影響を与えているのであろうと推測されました。

以上のように、アロマセラピー・マッサージは、ストレス軽減作用、不安感軽減作用などがあり、さまざまな疾患の補完・代替医療の1つとして有用であることがわかりました。

＊

前述のように、アロマセラピーは長い歴史をもっていますが、本格的な研究についてはごく最近に始まったばかりであり、質の高い臨床研究の数はまだまだ少ないのが現状です。しかし、高い効果が期待できる補完・代替医療の1つとして、メディカル・アロマセラピーを治療に取り入れる医療者は近年ますます増加しており、高い注目が集まっています。このような現状からも、今後の課題として、質の高い臨床試験を目指し、アロマセラピーの正確な効果判定をする評価法の開発が必要となっています。

引用文献
1）今西二郎：メディカル・アロマセラピー, p.2-12, 金芳堂, 2006.
2）Kuriyama, H. et al.：Immunological and psychological benefits of aromatherapy massage, Evid Based Complement Alternat Med, 2（2）：179-184, 2005.
3）Okamoto, A. et al.：The effect of aromatherapy massage on mild depression：a pilot study, Psychiatry Clin Neurosci, 59（3）：363, 2005.
4）Imanishi, J. et al.：Anxiolytic effect of aromatherapy massage in patients with breast cancer, Evid Based Complement Alternat Med, 6（1）：123-128, 2007.

（岸田聡子）

Part 2

アロマセラピー実施の際に知っておかなければならない注意点
皮膚科的見地から

　ケアにアロマセラピーを上手に役立てるためには、使用する精油（エッセンシャルオイル）や希釈油（植物油など）について正しい知識をもつことが重要です。わが国で医薬品としての承認を受けていない精油を使用する際は、法律の規制[1]についても熟知しておかねばなりません。同じ名称の精油であっても、メーカーによってロット番号により異なる成分が入っているという問題もあります。注意点はこのように数限りなくあり、すべてを限られた紙面に記述することは困難です。

　そこで本項では、精油が作用する重要な臓器の1つである皮膚に焦点を当てて、皮膚科的見地からみた注意点のなかから代表的なものをあげてみたいと思います。

接触皮膚炎

✤ 接触皮膚炎とは

　うるしや銀杏などを触った2〜3日後に、かゆみを伴う皮膚炎を生じる場合があります。これが、いわゆる「かぶれ」、すなわちアレルギー性接触皮膚炎です。うるしや銀杏に含まれる成分に対するアレルギーを獲得した人が、同じ成分に接触することにより発症します。初めて接触する成分に対しては症状が出ないので、最初に触ったときになんともなかったということに捉われていると、原因に気づきにくくなりがちです。

　ここで言うアレルギーの獲得は「感作」と呼ぶものですが、感作がいつ生じたかはよくわからないことが多いのです。接触皮膚炎には、このようなアレルギー性のもののほかに

も非アレルギー性のものがあり、それぞれに光が関与するものとしないものがあります。精油も接触皮膚炎の原因となります。その報告は少なくなく、アロマセラピーにおける注意点として重要なものです[2]。

接触皮膚炎は、湿疹・皮膚炎群に属する皮膚疾患です。一般に、湿疹・皮膚炎は瘙痒を伴い、個疹が点状状態で、紅斑、丘疹、小水疱、膿疱、湿潤、結痂、落屑、苔癬化・色素沈着など多様な症状が同時に、あるいは時期を違えて出現することを特徴とします。類似の症状を呈する他の皮膚疾患もあり、鑑別は必ずしも容易でなく、診断・治療のためには専門医への受診を勧めなくてはなりません[2,3]。

接触皮膚炎においては、原因物質をパッチテスト（後述）により同定し、接触を避けることが重要ですが、パッチテストには守らなければならない注意点があります。内容が不明のものや工業製品などは貼付しない、適切な濃度や方法を守って貼付する、などです。また、強い反応が出る危険性や新たな感作の危険性もあるうえ、判定にも熟練を要するため、専門医に相談する必要があります。

❖ 接触皮膚炎の種類

1. 刺激性接触皮膚炎

非アレルギー性接触皮膚炎の1つに、刺激性接触皮膚炎があります。原液がそのまま皮膚に付着すると、すぐに皮膚の刺激症状としてのヒリヒリ感や発赤などの症状が現れる精油は少なくありません。

このような皮膚刺激性を示す代表的な成分には、シトラールなどのアルデヒド類、メントールなどのモノテルペノールをはじめ、種々のものがあります。特に、柑橘系のものやシナモンやクローブなど、しばしば使用されるものに多く、注意が必要です[3-5]。

2. アレルギー性接触皮膚炎

アレルゲンに感作された人のみに起こる湿疹・皮膚炎です。原因を特定するために、詳細な問診と、遅延型アレルギー検査法であるパッチテストを用います。

ほとんどすべての精油には、アレルギー性接触皮膚炎を起こす可能性があります。使用開始時に症状がなくても途中から生じることがあるので、疑わしいときはまず使用を中止し、症状の改善後、パッチテストを行います。

3. 光接触皮膚炎

光毒性のある物質により非アレルギー的に生じる光毒性接触皮膚炎と、アレルギーとして生じる光アレルギー性接触皮膚炎があります。光毒性物質とは光感受性を増強する物質で、特に注意が喚起されている精油にベルガモット、ビターオレンジ、レモン、グレープ

フルーツ、ライム、クミン、アンジェリカ、ジュニパーなどがあげられています[3-5]。

4. 全身性接触皮膚炎、接触皮膚炎症候群

接触アレルギーが成立した後、同じアレルゲンが経口・吸入・注射など経皮以外のルートから身体に侵入することによって全身に皮膚炎を生じた場合、全身性接触皮膚炎[6]と呼ばれます。また、同じアレルゲンが繰り返し皮膚に接触し、強いかゆみを伴う皮膚病変が接触範囲を越えて全身に出現した場合は、接触皮膚炎症候群[7]と呼ばれます[8]。

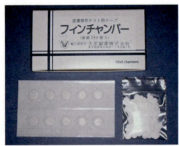

貼付ユニット

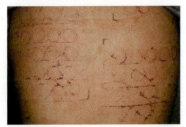

ユニットをはずし、印をつけた翌日

図 2-1　パッチテスト

パッチテスト

❖ 狭義のパッチテスト

パッチテストは、遅延型アレルギーであるアレルギー性接触皮膚炎の原因物質を調べる科学的な方法です[9]。ただし、妊婦や副腎皮質ステロイド薬内服（プレドニゾロン15mg/日以上）中の患者には実施しないようにします[8]。

接触皮膚炎に関する文献を参照して、適切な濃度に薄めた原因物質を背部に48時間、規定の貼付ユニットを用いて貼付します（図2-1）。コントロールとして、白色ワセリンや生理食塩液を用います。48時間後にユニットをはずして、その場所にマジックなどで印をつけておき、1時間後に1回目の判定を行います。翌日、すなわち72時間後に2回目の判定を行います。1週間後になってようやく反応が現れる場合もあるので、できる限り、1週間後にも3回目の判定を行います。

判定には、本邦基準と国際基準（ICDRG基準）があります（表2-1）[2, 3, 8, 10]。本邦基準では刺激性の変化を重視し、国際基準はアレルギー性か否かの判定を重視していることから、本邦基準では＋＋以上、国際基準では＋以上をアレルギー性の反応と考えますが、アレルギー反応の判定基準としては国際基準が

表 2-1　パッチテスト判定基準

本邦基準[*1]	反応	国際基準（ICDRG）[*2]	反応
−	反応なし	−	反応なし
±	軽い紅斑		
＋	紅斑	＋？	紅斑のみ
＋＋	紅斑＋浮腫、丘疹	＋	紅斑＋浸潤、丘疹
＋＋＋	紅斑＋浮腫＋丘疹＋小水疱	＋＋	紅斑＋浮腫＋丘疹＋小水疱
＋＋＋＋	大水疱	＋＋＋	大水疱
		IR	刺激反応
		NT	施行せず

[*1] ＋＋以上を陽性反応とする。Mochitomi ら，2004 より
[*2] ＋以上を陽性反応とする。ICDRG：International Contact Dermatitis Research Group：国際接触皮膚炎研究班

（日本皮膚科学会接触皮膚炎診療ガイドライン委員会：接触皮膚炎診療ガイドライン，日皮会誌，119（9）：1767，2009 を参考に作成）

適しているとされています[8]）。

　パッチテストは一度に貼付できる物質に限りがあるため、数回に分けて行うことも多いです。また、ある製品に陽性の場合は、可能な限り成分毎の物質を用いて再検査します。

　わが国で販売されている精油は非常に種類が多く、品質にも差があります。産地やメーカーなどによって異なる成分が含まれていることから、原則として、患者が使っていた製品を用いて検査します。ただし、内容が不明のものは貼付しないほうがよく、メーカー名、成分表などを確認します。また、貼付してはいけない物質があり、貼付する濃度も物質によって異なります。

　患者には、このテストにより皮膚に赤みやかゆみが出るだけでなく、時に激しい瘙痒や水疱形成、びらん、炎症後の色素沈着などが現れることがあることを説明し、同意を得ます。テスト中に、以前より存在した皮膚炎が悪化することがあるため、この検査は訓練された医療者により行われなくてはなりません[8]）が、本テストにより皮膚炎の原因を明らかにし、接触を避けることは、治療と予防の両面において非常に有用です。

❖ 光パッチテスト

　光線テストにより、患者の最小紅斑量を測定しておきます。通常のパッチテストと同じ方法で被疑薬を貼付した部位の半分に、24 時間後に最小紅斑量の 2/3 程度の紫外線 UVA を照射し、照射 48 時間後に判定を行います。照射した部位と照射していない部位の両方に

反応がある場合は接触アレルギー、照射した部位のみ反応が強く、光毒性を否定できる場合には光接触アレルギーと診断します[8]。

❖ 広義のパッチテスト（ROAT）

狭義のパッチテストを受けることが困難な場合、広義のパッチテストに含まれるROAT（repeated open application test；反復開放塗布試験）を行い、参考にします。ROATは、成分と濃度が明らかで、皮膚への使用が広く行われているものには用いやすいという利点があります。

ROATでは、前腕内側で肘窩に近いところに、パッチテストをしたいものを1日2回、皮膚の反応が出るまで、あるいは最長7日間、外用します[11]。これも被検物質の選定や濃度など、専門家と相談して行うべき検査ですので、専門医への相談を勧めます。

接触蕁麻疹

接触蕁麻疹は経皮的な物質の接触により生じる蕁麻疹反応で、多くは接触した部位に即時に膨疹が出現します。まれに数時間後に膨疹が出現したり、他の部位に症状が拡大したりすることがあります。さらに、遅延型の湿疹反応を伴うこともあります。

これも反応形式から、非アレルギー型、アレルギー型、未定型に分けられます[8]。非アレルギー型は症状が接触した部位にとどまることが多く、原因物質の量や濃度に依存して症状が出現します。アレルギー型は経皮的にアレルゲンが侵入し、即時型アレルギーを起こします。原因物質が接触した局所以外にも蕁麻疹が現れ、咽喉頭浮腫や血圧低下、消化器症状などが生じることもあり、重症の場合はショック状態（アナフィラキシーショック）となり、生命の危険があります。

❖ 即時型アレルギーの皮膚テスト

生命の危険がある場合は *in vivo* のテストを避けますが、それ以外の例ではプリックテスト、スクラッチテストにより検査を行います[3]。

テストによるショックの危険を少なくするためには、単純に抗原液を健康皮膚に塗布して、30分後に蕁麻疹の有無を判断するオープンテストを用います。オープンテストで陽性であれば、プリックテスト、スクラッチテストを行う必要はありません。

プリックテストでは、プリックランセット針を用い、前腕屈側に抗原液をたらした上から単刺するか、抗原に刺した後、皮膚を単刺します（プリック−プリックテスト）。

スクラッチテストでは、26ゲージ針などで出血しない程度に軽く掻破（スクラッチ）

した上から抗原を塗布します。陰性コントロールとして、生理食塩液や白色ワセリン、陽性コントロールとしてヒスタミン二塩酸塩（10mg/mL）を用い、15分後に判定します。

皮膚から吸収された精油成分による皮膚以外への副作用

前述のように、皮膚に付着した精油成分に対して即時型アレルギーを発症する場合は、呼吸器など皮膚以外の臓器に症状が出現することがあるので、注意が必要です。

また最近、ラベンダーとティートリーを含む製品を繰り返し外用していたところ、女性化乳房を来たし、外用をやめたら改善した男児の例の報告がありました[12]。このことから、ラベンダーやティートリーにあるエストロゲン様作用、抗アンドロゲン作用を考慮し、ホルモン感受性の高い乳がん患者に対する使用を避けるなど、注意が必要なことが指摘されています[13]。

＊

精油、希釈油について正しい知識をもち、できる限り安全性に配慮され、情報が開示された製品を選択することは重要です。しかし、そのような注意のもとに使用しても、接触皮膚炎などの有害事象（副作用）は、ケアを受ける側のみならず、ケアを行う側にも起こりえます。症状に気づいたら、重症化させないように早期に専門医に相談することが肝要です。このような皮膚科的見地からの注意点を知っておくことは、アロマセラピーをケアに役立てるうえで必須のものと考えます。

引用文献

1) 今西二郎：メディカル・アロマセラピー, p.191-194, 金芳堂, 2006.
2) 小林裕美：食と香りとお肌の関係―患者指導の視点から, アロマセラピー学会誌, 7（1）：9-14, 2008.
3) 小林裕美, 石井正光：皮膚科. 日本アロマセラピー学会編：アロマセラピー標準テキスト臨床編, 丸善, 2010.
4) 漆畑 修, 鈴木理恵：アロマセラピストが聞く, 第4回 皮膚は体内環境の刺激から身体を守っている, Japan Aromatherapy, 35：54-57, 2005.
5) 前掲書1）, p.12-64.
6) 大砂博之, 池澤善郎：接触皮膚炎症候群と全身性接触皮膚炎, 皮膚アレルギーフロンティア, 2：217, 2004.
7) 須貝哲郎：接触皮膚炎症候群, 綜合臨牀, 52（3）：477-449, 2003.
8) 日本皮膚科学会接触皮膚炎診療ガイドライン委員会：接触皮膚炎診療ガイドライン, 日皮会誌, 119（9）：1757-1793, 2009.
9) Rietschel, R. et al. : Fisher's Contact Dermatitis, Williams & Wilkins, 1995.
10) 松永佳世子：総論 原因物質の特定は皮疹・問診・パッチテストで. Visual Dermatology, 1（4）：410-421, 2002.
11) Hannuksela, M., Salo, H. : The repeated open application tests, Contact Dermatitis, 14 : 221-227, 1986.
12) Henley, D.V. et al. : Prepubertal gynecomastia linked to lavender and tea tree oils, N Engl J Med, 356（5）：479-485, 2007.
13) National Cancer Institute. http://www.cancer.gov

（小林裕美）

Part 2

臨床における
アロマセラピーの適応

3

　看護は、ナイチンゲールが患者のもつ自己治癒力を最大限に向上させる看護論と技術を示してから今日に至るまで、「病を看るのではなく、病で苦しむ人を看る」という「全人的看護」の考え方が根本に存在しています。医療技術が進歩を遂げるなか、慢性疾患の患者数は増加する一方であり、看護が必要とされる場面はますます拡大化していくと思われます。こうした動向が、看護が専門化していく現状につながっていますが、どのように看護師の働き方が変わっても、看護師の心のなかにあるものは「人を大切に思う」という「ケアリング」であり、そこから生まれる「癒しの技（art of healing）の実践」こそが全人的看護のあり方を示していると考えます。

　一方、近年、日本でも医療現場で補完・代替医療（complementary and alternative medicine；CAM）として広がりつつあるアロマセラピーは、単なるテクニックではなく、香りとタッチにより身体だけでなく心や魂をも含めて患者と看護師が深くつながり、お互いのかけがえのなさを確認する「癒しの技」として、英国や米国を中心に看護技術として用いられるようになっています。

　本項では、ケアリングとしてのアロマセラピーの役割と可能性について、ナラティブな視点による実際の事例を紹介しながら述べます。

メディカル・アロマセラピーとホリスティック・アロマセラピー

　臨床現場においては、メディカル・アロマセラピーとホリスティック・アロマセラピーの2つのアロマセラピーが実践されています[1]。

❖ メディカル・アロマセラピー

メディカル・アロマセラピーは、「アロマテラピー（aromatherapy）」という言葉をこの世に誕生させた創始者モーリス・ガットフォセ（Gattefossé, R.M.）によって研究が進められたものです。ガットフォセは著書『Aromathérapie』のなかで、「注目すべきは精油の桁外れの殺菌作用だけでなく、組織修復することもできることだ」と記述しており、「頭部の創傷、火傷、大腿の開放骨折や切断面、潰瘍などの治療薬として精油を使用して効果を確認した」[1]と記しています。

現在でも、フランス、ベルギー、ドイツでは、こうした主に感染症に対して精油が殺菌効果や組織の修復を目的に使用され、その有効性について多くの研究報告があります。

このように、医師や薬剤師が精油を治療薬として内服、坐薬、皮膚塗布などの方法で使用する場合は「メディカル・アロマセラピー」と呼ばれます。ただしこの場合、精油を治療薬として捉えるので、香りの嗜好性などは考慮せず、「精油の薬理作用」で病気や症状に対して直接アプローチします。したがって、その使い方は現在の治療薬と同じで、短期間、局所に、高濃度で使用する方法になります。

❖ ホリスティック・アロマセラピー

ホリスティック・アロマセラピーとは、クライアントの状態にあわせ、精油の薬理作用だけでなく、香りの心理的作用、アロマセラピー・マッサージによるタッチの生理的な作用を総合的に組み合わせ、人間のmind（心）、body（身体）、spirit（魂）の全体に働きかけ、ホリスティック（全人的）なアプローチをすることによって、患者の自己治癒力の向上を目的としたものを言います。

欧米や日本では、症状緩和やQOLの向上のために、アロマセラピストや看護師によって広く使われています。

臨床現場で行われるアロマセラピー

❖ 変化する患者にあわせる

看護師がアロマセラピーを行う場合は、上記のどちらのアロマセラピーも必要になると考えられます。たとえば、香りを部屋に漂わす「蒸散」の目的が"気分転換"であった場合は、患者の嗜好性の高い香りを中心に選びますが、"感染予防"であった場合は、抗菌作用のある精油を蒸散させることが有効で、さまざまな細菌やウイルスに対する精油の薬理作用は重要な知識になると考えます。

また、アロマセラピーの方法も、患者の状態や看護の目的によって変えていきます。患

者にとって痰や咳による体力の消耗が重要な問題となっている場合は、「蒸散」という方法よりも「吸入」という即効性が得られる方法を選択し、ユーカリやローズマリーなどの鎮咳・去痰作用のある精油をティッシュペーパーやハンカチに2〜3滴（1滴＝0.05mL）塗布し、それを鼻に近づけて吸入させ、咳や痰の症状を軽減します。

　もし、咳や痰によって入院中の睡眠が十分に確保できていない場合は、「吸入」ではなく、直接皮膚に塗る「塗布」という方法を選択します。10mLの植物油にユーカリ・ラジアタ2滴、レモン1滴、真正ラベンダー1滴（1滴＝0.05mL）を混ぜ、胸部に塗布し、患者の呼吸にあわせてゆっくりと円を描きながら塗り込みます。患者が体温で温められた精油成分を鼻や皮膚から吸入・吸収することによって鎮咳・去痰・睡眠誘導が期待でき、また看護師が肌に触れることによって安心感を与えることもできるため、睡眠導入にはさらに有効だと考えられます。

　このように、患者の状況にあわせていずれかの方法で行い、その後の痰や咳の治まり具合や睡眠の状態を観察していきます。

　一方、終末期においては、怒り、さみしさ、悲しみ、苦しみから解放し、患者の心が少しでも和やかに静まるようにという「なぐさめ」のためにアロマセラピー・マッサージを行います。患者が好きだと感じる香りの精油を植物油に混ぜたものを手に取り、そっと患者の手のひらに触れます。やさしくなでるように触れながら、患者の表情を見ます。患者が何か伝えたいことがあれば、そのライフレビューに耳を傾けます。穏やかな場のなかで静かな時間が経過します。身体が触れ合うことで、心が寄り添い、魂が癒し合う瞬間を感じながら、看護師は患者と一体になった存在となります。お互いに癒し、癒され、いまいっしょにいられることに感謝し、看護師は患者に最期まで寄り添います。看護においては、「アロマセラピーをする」ことが目的ではなく、「アロマセラピーを使って患者のQOLの向上や症状緩和、安寧や安全を守ること」が目的となります。

　このように精油の種類やその使用方法を考える場合でも、上記の目的を十分理解し、時間的経過のなかで変化していく患者の心・身体・魂の状態にあわせて判断していくことが必要でしょう。

❖ 看護師の存在そのものがケアの一部

　アロマセラピーを使うことによって、患者の症状が緩和することは経験上よくありますが、これが精油の薬理作用によるものだけだとは言い切れません。看護師の手の温かさ、誰かがそばにいることの安心感も、患者が落

ち着きを取り戻すことの重要な要因だと考えられます。いくら有効な精油や方法でも、嫌いな看護師から受けたら、効果は期待できません。それどころか、嫌な経験として患者にストレスを与えてしまうかもしれません。

　アロマセラピーも看護師と患者のかかわりのなかで行うのですから、看護師の存在そのものも、アロマセラピーが看護のなかで有効なケアの手段となりえるための重要なポイントになります。

アロマセラピーの対象となる疾患・症状

❖ 米国の現状

　アロマセラピーは、欧米が中心となって実践や研究がなされてきました。米国では、1980年代に慢性疾患の増加とともに看護教育が「ケアリング」を中心に変化し、その「ケアリング」を表現する方法の1つとして補完・代替医療が看護技術として導入されました。特に大学院教育として行われ、上級看護師が実践しています。2000年前後に看護におけるアロマセラピーの効果を示す多くの論文が発表されたのは、こうした動きによるものです。

　1981年に設立された American Holistic Nurses Association（全米ホリスティック看護協会）は、「ホリスティックナーシング実践規準」を設定し、実践カリキュラムを開発しています。アロマセラピーには「吸入」「蒸散」「沐浴」「湿布」などさまざまな方法がありますが、特にアロマセラピー・マッサージは看護技術として、呼吸数・心拍数・血圧の減少、疲労の減少、痛みの減少、筋緊張の減少、睡眠パターンの改善、悪心の減少、便秘の減少、感染リスクの減少、悲嘆の減少、不安や恐怖の減少などを目的に広く行われています。

　またアイオワ大学が開発した看護介入分類（nursing interventions classification ; NIC）において、アロマセラピーは「温和や鎮静、疼痛緩和、リラクセーションや安楽のために、マッサージ法、軟膏またはローション剤の局所塗布法、入浴法、吸入法、灌注法、温罨法または冷罨法で精油を使用すること」と定義され、①漠然とした不安、②死への不安、③スピリチュアルペインに対して、アロマセラピーが推奨介入として提示されています。

❖ 患者の涙

　心不全で状態の悪化がみられた高齢の女性患者がアロマセラピーを希望していました。訪室すると、涙をためて、すがるようにこちらを見ています。家族の話によると、「死ぬのが怖い。発作が怖い」と昨晩から泣き始

表 3-1　アロマセラピーが適応になる疾患領域

疾患領域	例
心療内科領域	不眠、仮面うつ病、慢性疼痛、過敏性腸症候群、片頭痛、心因性嘔吐、パニック障害、更年期障害、自律神経失調症、過呼吸症候群、摂食障害、糖尿病性神経障害などの患者のストレスの軽減と症状緩和
リハビリテーション領域	リハビリテーション後の筋肉疲労や疼痛の軽減、気分の落ち込みがみられる患者の精神的サポート、構音障害等で言語によるコミュニケーションができない患者とタッチによる身体的コミュニケーションを図る
産婦人科領域	不妊症治療の心身のサポート、子育て不安の軽減、産後うつの予防、妊娠による下肢の浮腫の軽減、更年期障害、子宮内膜症・月経困難症・月経前緊張症の症状緩和、ストレスによる稀発月経の改善
緩和ケア科領域	不眠の改善、悪心・嘔吐の軽減、心理的要因による疼痛の軽減、排便コントロール、瘙痒感の改善、終末期における安寧、スピリチュアルケア
高齢者施設領域	四肢の疼痛緩和、血圧安定、認知症患者とのコミュニケーションを図る、皮膚保護、排便コントロール、睡眠周期の改善
外科領域	長時間のベッド上安静によって起こる腰・肩の疼痛の緩和、術前の緊張緩和

たというのです。声をかけると、さびしげに筆者に向かって手を合わせます。「すぐに怖くないようにしますね」と伝え、鎮静効果のあるラベンダー2滴、不安を軽減するサンダルウッド1滴（1滴＝0.05mL）をホホバオイル10mLに入れたものを少量手のひらに伸ばし、そっと胸に当てました。そしてゆっくりと数字の8の字を描くように胸部に触れていきました。しばらくすると呼吸が落ち着き、いつの間にか眠っておられました。その様子はとても穏やかで幸せそうにみえました。それ以降、涙を流すこともなく、最期のときまで安寧にお過ごしになられました。死への恐怖があるとき、いまここに感じるものに意識を向けることは、とても救いになります。

香りやタッチは言葉を超えて、患者の身体、心、魂に働きかけ、いまここに感じる幸せを提供してくれるのです。

❖アロマセラピーが適応となる疾患や症状

アロマセラピーを、"精油やアロマセラピー・マッサージで治療するもの"というのではなく、"ケア方法"として捉えるのならば、どのような症状や疾患にも適応すると考えられます。筆者がこれまで経験してきた疾

患領域を**表3-1**にあげますが、これをみてもさまざまな適応症状や疾患があることがわかると思います。これらの患者に対するアロマセラピーの具体的な実践方法は、Part 3「臨床でのアロマセラピー利用法」を参考にしてください。

アロマセラピーの作用

これまで述べてきたようなアロマセラピーの効果は、①香りの心理的作用、②精油の薬理作用、③アロマセラピー・マッサージのタッチの作用、の3つによるものです。これらが単独で作用しているのではなく、複合的に患者に作用していくと思われます。

❖「快情動」の大切さ

香りの心理的作用は、大脳辺縁系の扁桃体で認知される情動によって起こります。「情動」とは、「感情」と違い短期的な激しい感情の動きで、あまり自分では意識されることはありません（**表3-2**）。

情動を感じる大脳辺縁系にある扁桃体は、自律神経をコントロールする視床下部と密接な関係があり、表情、身振りなどの行動の変化や、心拍数増加、血圧上昇などの自律神経系や内分泌系の変化を起こします。

表3-2　情動の種類

一次情動（普遍的情動）
喜び、悲しみ、恐れ、怒り、驚き、嫌悪など
二次情動（社会的情動）
当惑、嫉妬、罪悪感、優越感など
背景的情動
すぐれた気分、不快な気分、平静、緊張など
その他
欲求、動機、肉体的な苦や快の状態など

（アントニオ・R・ダマシオ［田中三彦訳］：無意識の脳 自己意識の脳―身体と情動と感情の神秘. 講談社, 2003）

深井は、「ローズマリー、ペパーミント、柑橘系、森林系のなかから、最も嗜好性の高かったオレンジ・スイートの原液を30℃の水道水で0.1％に希釈したものを嗅がせたところ、電気刺激法による針刺し様痛（pricking pain）と圧迫による痛み（fast pain）どちらもオレンジ臭刺激時には緩和される」「オレンジ臭は、リドカインの除痛効果と同程度の鎮痛効果が認められた」と報告しています[2]。

しかし、オレンジ・スイートの精油成分に「鎮痛作用」をもつものは現在のところ見当たらず、この効果は精油の薬理作用とは考えにくいことになります。この研究のポイントは、"嗜好性の高かったオレンジ"ということだと考えます。吉田らは、「好ましい香りが交感神経系の働きを抑制し、不快な香りは交感神経系の緊張を高める」[3]と報告していることから、「好きな香りを嗅いだことに

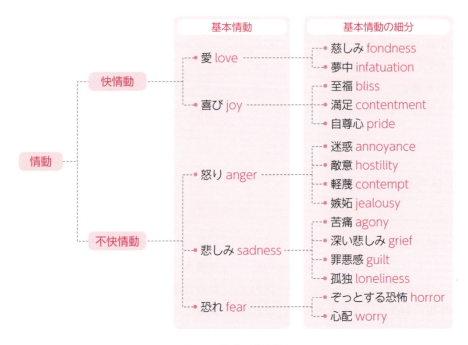

図 3-1　情動の階層構造
（Shaver, P.U. et al. : Emotion knowledge : Further exploration of a prototype approach, J Pers Soc Psychol, 52（6）: 1061-1086, 1987）

よって、交感神経が抑制され、疼痛閾値（痛みを感じるハードル）が高められ、痛みを感じなかったのではないか」と考えられます。また、「快」という感覚は、脳内モルヒネと呼ばれるモルヒネの150倍の鎮痛作用をもつβエンドルフィンや、疼痛を感じにくくするセロトニンを分泌させることも知られており、こうしたことから鎮痛作用をもたないオレンジ・スイートであっても、その香りの「心地よさ」で痛みが軽減したという可能性はとても高いと考えます。

こうした香りによる「快情動」（図3-1）が起こす患者の生理的反応、行動的反応を十分に考慮することが、看護では大切だと思います。そのためには、ブレンド力も高めていきましょう。香りはほかの香りとのブレンドによって違った印象の香りを新たにつくり出すことが可能になるため、数種類の精油をブレンドすることは、薬理作用の相乗効果だけでなく、嗜好性を高める方法としても有効です。

❖ タッチは心地よく

「快」を演出するのは香りだけではありません。アロマセラピー・マッサージも「快」でなければなりません。米国で看護師にアロマセラピーを指導している Jane Buckle は、「（アロマセラピー・マッサージの）タッチの感覚を皮膚のレセプターが感知し、脳に伝達され、"身体的催眠療法"のように働く」と表現しています。つまり、いかに心地よいタッチでアロマセラピー・マッサージをするかが大切です。心地よいアロマセラピー・マッサージは REM 睡眠を誘導し、身体に「深い休息」を与え、多くのストレスを抱えた患者のエネルギーの回復に役立ちます。

また、痛みを抱えたがん患者が、アロマセラピー・マッサージ後に「痛みを忘れてしまった」と言うことがよくあります。これは痛覚神経に比べて、触覚・圧覚神経のほうが太いため情報が早く伝わり、痛覚神経が鈍くなり、痛みが和らぐ可能性が示唆されています。さらに、アロマセラピー・マッサージは患者にとって「受動的な運動」となり、倦怠感の軽減や浮腫の軽減といった効果も期待できます。

ただし、こうした効果を得るためには、タッチが「心地よい触覚であること」が前提となります。患者にとって心地よいものでなければ、それは苦痛となり、患者を苦しめることにもなりかねません。アロマセラピー・マッサージは心地よいタッチング、スピード、患者の身体の状態にあわせた圧、そして息づかいにあわせたリズムなど、患者との身体的共鳴が必要です。

それ以外にも、タッチをすることを許す間柄であること、つまり患者と看護師の間に信頼感があること、そして患者がタッチされたいタイミングであることなど、いくつかの重要なポイントがありますので、確認してから実践してください。

❖ 臨床現場に「快」を

多くの患者は、病気の重さを受け止め、治療に立ち向かうために精神的・肉体的エネルギーを使います。特にがんのように命にかかわる病気の宣告は、患者を絶望の淵に追いやってしまいます。70 〜 80％の患者が「適応障害」と呼ばれる軽いうつ状態になり、2 〜 3 週間後には病気を冷静に受け止め治療に向かい始めますが、それでも 30％程度の人は「うつ病」を発症し、自ら命を絶つ人も少なからずいるという報告もされています[4]。

病気に対する不安だけでなく、入院による環境の変化によるストレス、手術に対する恐怖、治療への期待と不安、社会的喪失感など、さまざまな苦痛を抱えて生活する患者に対して、どれだけの「快」が提供されているので

しょうか。いま一度、患者のまわりの「快」を探してみましょう。もし十分な「快」が提供できていないようならば、アロマセラピーはとてもよい手段だと思われます。

しかし、アロマセラピーを看護技術として導入するならば、すべてが「快」でなければなりません。タオルの掛け方ひとつで患者は快か不快かを判断しています。また、「アロマセラピーは気持ちがいいから」「ラベンダーはよく眠れるから」と、患者が希望していないのに、看護師の勝手な押し付けで行うものではないということは言うまでもありません。患者の状況や嗜好にあった精油の選択、心地よいと感じられるアロマセラピー・マッサージのテクニック、ていねいな振る舞い、思いを込めた言葉がけなど、アロマセラピーが患者の「快」となるよう常に気遣いを心がけます。

Care for caregiver としてのアロマセラピー

アロマセラピーの対象は患者だけではありません。患者を献身的に介護している家族や過酷な肉体労働と知的労働、そして感情労働をしている医療者にも必要なものだと考えます。

❀家族への指導

抗がん剤治療を受けるために入院してきた50歳代の肺がんの男性患者が、背部痛を訴えてきました。幸いがんの浸潤による痛みではなく、初めての入院の緊張と抗がん剤投与後の長時間の安静によって生じた肩のコリによる痛みでした。

まず温罨法で肩を温め、アロマセラピー・マッサージを始めました。軽いコリだったためすぐにその効果は現れ、痛みが軽減したため投薬の必要もなく、睡眠ができる状態になりました。

この患者には自慢の息子がいました。息子は20歳代後半で、父親に似て男気が強く、父親の余命を聞いても毅然として冷静に質問をするほどでした。あるとき、息子が廊下で涙を流しているのをみかけました。「親父に何もできない」と、悔し涙を流していたのです。そこで筆者は肩のマッサージを教えました。数日後、病室をそっと覗くと、ベッドの上で息子が泣きながら父親の肩をマッサージしている様子がみられました。父親は息子のすすり泣きを知っていながら、「気持ちいいなー、おまえはうまいなー、これで今日も眠れるぞ」とうれしそうな顔で息子を称賛していました。退院時に、息子は「父がとても喜んでくれてうれしかった。父親の背中の大きさを一生忘れません」と言って、父親と共に

表3-3 終末期患者および死亡患者の配偶者のニード

- 死にゆく人と共にいたいというニード
- 死にゆく人の役に立ちたいというニード
- 死にゆく人の安楽の保障に関するニード
- 患者の状態を知りたいというニード
- 死期が近づいたことを知りたいというニード
- 感情を表出したいというニード
- 家族メンバーによるなぐさめと支えに対するニード
- 医療保健専門職者による受容と支持となぐさめに対するニード

(Hampe, S.O.[中西睦子ほか訳]：病院における終末期患者および死亡患者の配偶者のニード, 看護研究, 10(5)：386-397, 1977 より作成)

病院を後にしました。

よく病室では、ベッドに横になっている患者を心配そうに柵の外から見守る家族の姿をみかけます。Hampeは、終末期患者の家族は表3-3のようなニードをもっていると報告しています[5]。表3-3中の赤字部分のニードに関しては、アロマセラピーを看護師が行う、または家族自身が行うことによって満たすことが可能だと考えます。

「大切な人のために何かできた」という思いは、残された家族にとってもきっと大きな支えになることでしょう。グリーフケアは患者の死後から始まるのではなく、こうした生前から行っておくことも大切なのではないでしょうか。

❖医療者のセルフケアとして

医師や看護師、ケアにかかわるその他の医療専門職の健康の維持・増進が、患者のケアの結果に直接影響するということはよく知られていますが、その方法は個人に任されているのが現状です。

看護師は身体的な疲労感に加え、「患者を理解したい、支えたい」と自分の感情をコントロールする努力をしていく過程で、自分を責めたり、イライラしたりして、心身のバランスを失ってしまうことも少なくありません。また、対象の患者を失ってしまうと、無力感や後悔を感じたりすることも、特に経験が浅いときには起こりやすくなります。

武井は「日本の看護教育のなかでは、〈巻き込まれずに共感せよ〉〈怒ってはいけない〉〈うんざりするな〉と自分の感情を押し殺し

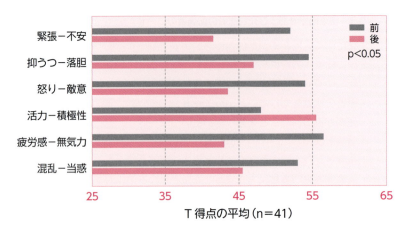

図 3-2　看護師へのアロマセラピー・マッサージ施行前後の POMS の変化

(相原ら)

て、冷静に対処し、院内で涙を流すことも許されないといった傾向が強い」[6]と、看護師の感情労働のリスクに警鐘を鳴らしています。看護が感情労働と肉体労働であることを理解し、感情を吐き出し、心身の緊張を取る環境をつくるということは、1つには看護師自身の健康維持のためでもありますが、それは結果的に患者への理解が深まり、ケアの質も高まるということでもあります。

筆者らが、大学病院に勤務する 41 名の看護師の気分を POMS (profile of mood states; 気分プロフィール検査) を使って調べた結果、20 歳代の看護師は「混乱」「緊張」が高く、30 歳代以降の看護師は「怒り」「疲労感」が高いことがわかりました。この 41 名の看護師に 45 分間のアロマセラピー・マッサージを行ったところ、すべての項目で改善がみられ、看護師の健康状態の改善にアロマセラピー・マッサージが利用できる可能性が示唆されました (図 3-2)。

米国ではすでに、看護師のセルフケアとして、アロマセラピーをはじめ多くの補完・代替医療が利用されています。日本でも今後、看護師がこうした補完・代替医療を院内で受けられる環境づくりや、看護師自身の健康維持のために補完・代替医療が学べる機会などを設けていく必要があるのではないかと考えます。

*

手のひらで触れた患者の肌には、温・冷・

圧・痛・触といった感覚のほかに、やさしさ、思いやり、あるいは怒り、不安といった触れる手の持ち主の深い内面の感情も伝わっていきます。患者は邪険に扱う看護師からは愛情を感じ取ることができず、心は不安に震え、身体の回復にもブレーキをかけてしまうことになりかねません。看護師は自分の手のひらに患者への「気遣い」を込めて、やさしく温かく接していくことが大切です。

メイヤロフ（Mayeroff, M.）は、ケアするときに「信頼感のなかで、私が他者から必要とされていると深く感じ取っている」と言っています[7]。患者の「気持ちいいわ、ありがとう」という言葉と笑顔は、看護師としての喜びをさらに高めてくれることでしょう。そして、癒し、癒される関係性のなかで、看護師はお互いがかけがえのない存在であることに感謝でき、それが自らの看護の質の向上につながっていくと考えます。

アロマセラピーは、このようなケアの本質を臨床の現場で実践するためのすばらしい手段を与えてくれます。しかしそのためには、看護師が自らをみつめ、まず自分自身が癒された状態であることが重要と考えます。アロマセラピーは、ケアをする側も同時に癒された状態に導いてくれます。そして、看護師の存在そのものがケアとして大きな影響を与えているということを考えると、アロマセラピーを通じて「癒し人」としての自己を高めていくことにより、ケアリングの心を臨床現場で実践できるのではないでしょうか。

引用文献

1) Battaglia, S.：The Complete Guide to Aromatherapy, Perfect Potion, 1995.
2) 深井喜代子編著：看護者発 痛みへの挑戦, へるす出版, 2004.
3) 吉田聡子, 佐伯由香：香りが自律神経に及ぼす影響, 日本看護研究学会雑誌, 23（4）：11-17, 2000.
4) 内富庸介：がん患者の心の痛み— Psycho-Oncology の臨床実践, 慢性疼痛, 27（1）：17-19, 2008.
5) Hampe, S.O.（中西睦子ほか訳）：病院における終末期患者および死亡患者の配偶者のニード, 看護研究, 10（5）：386-397, 1977.
6) 武井麻子：感情と看護—人とのかかわりを職業とすることの意味, 医学書院, 2001.
7) ミルトン・メイヤロフ（田村 真, 向野宣之訳）：ケアの本質—生きることの意味, ゆみる出版, 1987.

参考文献

1) 相原由花：臨床アロマセラピストになる, BAB 出版, 2008.

（相原由花）

Part 2

精油、植物油の基礎知識

4

> **精油（エッセンシャルオイル）とは**

❖ 精油の定義

　精油とは、芳香植物の葉や花、茎などから抽出された100％天然のオイルのことで、英語では、エッセンシャルオイル（essential oils）と言います。

　大部分の精油は透明から淡黄色をした液体で、アルコールやエーテルなどの有機溶剤に溶け、水には溶けにくいという性質があります。また揮発性があり、温度を上げると容易に揮発します。さらに引火性があるので、火を近づけると燃えます。熱・酸素・光に触れることにより、容易に劣化します。

　芳香植物から精油を採取できる抽出率は重量の0.01～5％程度しかなく、大量の原料植物を必要とするため、精油は安価なもので

はありません。芳香のある化学成分が濃縮されたものなのです。

　現在、日本では精油を取り締まる法律は特になく、「雑貨」の扱いであり、店やインターネットで自由に売買でき、さらに海外からも自由に個人輸入することができます。アロマセラピーで使用する精油は皮膚に塗布することが多いため、なかには「化粧品」として認可を取り、販売しているメーカーもあります。しかしそれはまれなケースで、精油に関してはほとんど規定がないのが現状です。植物油（キャリアオイル）は、皮膚に塗布するために使用されるので、すべて「化粧品」としての認可が取られています。

❖ 精油の種類

　精油にはたくさんの種類があります（**表4-1**）。通常、アロマセラピーでは、植物から

表 4-1　主な精油の特徴

植物の特徴	精油の特徴	精油の作用・注意事項
オレンジ・スイート *Citrus sinensis*		
・ミカン科 ・原産国：中国、インド、イタリア、アメリカ、ブラジル、イスラエル ・果皮から圧搾法で抽出	・香り：もぎたてのフレッシュなシトラスの香り／柑橘系 ・ノート*：トップ ・色：明黄色〜茶色 ・価格目安：1,500円/5mL	・抗うつ、駆風、解熱、抗菌、鎮痛、健胃作用 ・不眠症、便秘、消化不良に ・光感作性があるので、使用後は日光を避ける
グレープフルーツ *Citrus paradisi*		
・ミカン科 ・原産国：アメリカ、ブラジル、イスラエル、オーストラリア ・果皮から圧搾法で抽出	・香り：甘く、しぼりたてのフレッシュなシトラスの香り／柑橘系 ・ノート：トップ ・色：緑黄色 ・価格目安：2,000円/5mL	・抗うつ、利尿、抗菌、収斂、健胃、解毒作用 ・不安症、浮腫、セルライト、消化不良に ・光感作性があるので、使用後は日光を避ける
サイプレス *Cupressus sempervirens*		
・ヒノキ科 ・原産国：フランス、スペイン、ドイツ、モロッコ、イタリア ・針葉・球果から水蒸気蒸留法で抽出	・香り：ウッディー、少しスパイシーでフレッシュな香り／樹木系 ・ノート：ミドル ・色：淡黄色 ・価格目安：2,000円/5mL	・抗痙攣、収斂、利尿、解熱、消臭、鎮咳、抗菌作用 ・静脈瘤、浮腫、喘息、月経困難症に ・注意事項は特になし
ゼラニウム *Pelargonium graveolens / P. asperum*		
・フウロソウ科 ・原産地：南アフリカ、中国、エジプト、スペイン、モロッコ ・葉と花から水蒸気蒸留法で抽出	・香り：バラ様の甘く、さわやかでグリーンフローラルな香り／フローラル系 ・ノート：ミドル ・色：黄色〜琥珀色 ・価格目安：2,500円/5mL	・抗うつ、収斂、鎮痛、瘢痕形成、除虫、抗菌、子宮強壮作用 ・静脈瘤、乾癬、更年期障害、アトピー性皮膚炎に ・人によっては皮膚刺激性がある
ティートリー *Melaleuca alternifolia*		
・フトモモ科 ・原産地：オーストラリア ・葉・小枝から水蒸気蒸留法で抽出	・香り：フレッシュで消毒薬のようなクリアな香り／樹木系 ・ノート：トップ ・色：無色〜黄色 ・価格目安：1,700円/5mL	・抗菌、去痰、抗炎症、殺虫、外傷治癒、抗ウイルス、瘢痕形成作用 ・咽頭炎、花粉症、鼻炎、アレルギー性皮膚炎に ・敏感肌の人には注意が必要

*ノート：香りの持続性を示す分類。
　トップ…30分以内の揮発性の高い香り。柑橘系の香りに多い。
　ミドル…30分〜2時間。香りの特徴が現れる理想的な時間帯。ラベンダー、ゼラニウムなど。
　ベース…2時間以上。揮発性が低く、安定した香り。サンダルウッド、ベンゾインなど。

表 4-1　主な精油の特徴（つづき）

植物の特徴	精油の特徴	精油の作用・注意事項
ペパーミント *Mentha piperita* ・シソ科 ・原産国：アメリカ、インド、イギリス、オーストラリア、フランス ・花のついた全草から水蒸気蒸留法で抽出	・香り：強くシャープでフレッシュなミントの香り／ハーブ系 ・ノート：トップ ・色：無色〜黄緑色 ・価格目安：1,700 円 /5mL	・鎮痛、抗痙攣、収斂、駆風、解熱、通経作用 ・流行性感冒、歯痛、頭痛、下痢、関節炎に ・妊娠中、高血圧症、てんかんの人には使用しない
マジョラム *Origanum majorana* ・シソ科 ・原産国：エジプト、スペイン、フランス、タンザニア、ハンガリー ・花のついた全草から水蒸気蒸留法で抽出	・香り：ウッディーで温かみのある少しスパイシーな香り／ハーブ系 ・ノート：ミドル ・色：黄色〜緑黄色 ・価格目安：2,500 円 /5mL	・抗菌、駆風、通経、血圧降下、鎮痛、緩下作用 ・自律神経失調症、神経過敏症、坐骨神経痛、更年期障害、無月経に ・鎮静作用が強いので、使用後は車の運転を避ける
ユーカリ *Eucalyptus globulus / E. radiata* ・フトモモ科 ・原産国：オーストラリア ・葉・小枝から水蒸気蒸留法で抽出	・香り：ややスパイシーでグリーンカンファーの香り／樹木系 ・ノート：トップ ・色：無色〜淡黄色 ・価格目安：1,700 円 /5mL	・鎮痛、抗菌、抗炎症、去痰、粘液溶解、利尿作用 ・気管支炎、流行性感冒、咽頭炎、花粉症に ・妊娠中、高血圧症、てんかんの人には使用しない
ラベンダー *Lavandula angustifolia*（別名 *L. officinalis*） ・シソ科 ・原産地：フランス、スペイン、オーストラリア、ブルガリア、インド ・花のついた先端部から水蒸気蒸留法で抽出	・香り：甘く、クリアなグリーンフローラルの香り／フローラル系 ・ノート：ミドル ・色：無色〜黄色 ・価格目安：2,300 円 /5mL	・鎮痛、抗うつ、抗炎症、抗痙攣、通経、利尿、血圧降下作用 ・不眠症、自律神経失調症、花粉症、高血圧症、瘙痒症、胃痙攣に ・妊娠初期は使用しない
ローズマリー *Rosmarinus officinalis* ・シソ科 ・原産地：フランス、モロッコ、スペイン、チュニジア、ポルトガル ・全草から水蒸気蒸留法で抽出	・香り：フレッシュで刺激性のあるハーブの香り／ハーブ系 ・ノート：トップ〜ミドル ・色：無色〜黄色 ・価格目安：2,000 円 /5mL	・鎮痛、収斂、利尿、通経、血圧上昇、発汗作用 ・筋肉痛、無月経、低血圧症、リウマチ、関節痛、腰痛、坐骨神経痛に ・てんかん、高血圧症、妊娠中、授乳中、小児には禁忌

抽出された100％純粋な精油（ピュアエッセンシャルオイル；pure essential oils）を使用します。さらにその原料植物が、人工の殺虫剤や肥料を使わずに有機栽培されたものから抽出された100％純粋な精油（オーガニックピュアエッセンシャルオイル；organic pure essential oils）は、より安全に使用することができます。これらは、フランスのECOCERT（エコサート）やイギリスのSoil Association（英国土壌協会）など各認証機関によってそれぞれ独自の基準をクリアしたものが認定され、その精油のボトルラベルには認証マークが表示されています。オーガニック精油は原料の栽培に手がかかることから、通常の精油より2〜3割程度価格が高くなります。

　以上がアロマセラピーで使用される精油ですが、その他、市場には紛らわしいオイルがいくつかあるので注意が必要です。たとえば、フレグランスオイルは、天然と同じような芳香成分を人工的に合成してつくられるオイルで、アロマランプやディフューザーなど部屋の芳香用に使われます。また、アロマオイルと称されているオイルも、よくラベルをみると「ホホバ5％希釈」などと、植物油に薄められていることがあります。あまりにも安価なオイルは純粋な精油ではないことが多いので、それぞれの精油の価格帯の目安を知っておくと参考になります。アロマセラピーに使用する精油は、先に述べた定義のとおり、天然でかつ100％純粋であること、"pure & natural"が絶対的な条件なのです。

❖ 精油の抽出

　精油は、原料植物の素材（花、葉、茎、木部、根、実・種子、果皮、樹脂など）によって抽出方法が選択されます。ここでは、代表的な抽出方法である、水蒸気蒸留法、溶剤抽出法、圧搾法について説明します。

1. 水蒸気蒸留法

　最も一般的な方法は水蒸気蒸留法で、ハーブ系のラベンダーやペパーミント、樹木系のユーカリやティートリーなど、ほとんどの精油がこの蒸留法で抽出されます。

　蒸留とは、原料の液体または固体を熱し、原料中の揮発性成分をいったん水蒸気に変換し、再びその水蒸気を冷却により濃縮し、液体または固体の蒸留物を採取する方法です。

　精油の場合、原料である植物を蒸留器に入れ、そこに水蒸気を通します。これによって、植物中の揮発性の芳香成分が気化されます。水蒸気と揮発性成分の混合物は、液化装置を通り冷却され、液化し、比重の違いにより自然に精油と水に分かれ、器に収集されます。通常、精油は水より軽いので上層に、水は下層に収集されます。下層に得られた水は芳香

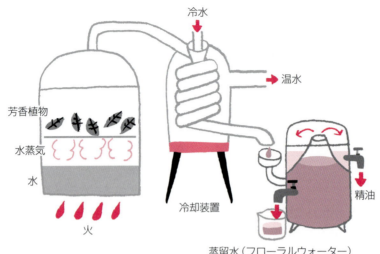

図 4-1　水蒸気蒸留法

蒸留水（フローラルウォーター、ハイドロゾル）と呼ばれ、微量の水溶性芳香成分を含むため、ほのかな香りと、精油とは異なった治療効果をもち、アロマセラピーに使用されることがあります（図4-1）。

　水蒸気は大気より圧力が高く、沸点を100℃以上に上げることにより、水蒸気蒸留法では、温度や熱に影響を受けやすい成分を含む精油をできるだけ短時間の処理で抽出することができます。また、簡単な装置で労力がかからず、一度に大量処理できるので経済的で、工業用に適しています。

　ただし、短時間でも100℃以上の熱を加えることから、多少の成分変化は否めず、植物中には存在しない成分も産物として含まれます。たとえば、カモミール・ジャーマン中の「マトリシン」という成分は、青色を呈す「カマズレン」という成分に変化します。

2. 溶剤抽出法

　原料植物の精油含量が非常に少ないもの（ジャスミンやローズなど）、または樹脂を多く含むもの（ベンゾインなど）は、揮発性の有機溶剤を使用した溶剤抽出法（図4-2）で精油を分離します。水蒸気蒸留法に比べると低温で処理を行うため、精油成分が温度変化を受けにくく、より植物に近い豊かな香りの精油が得られます。また、精油成分は水より有

機溶剤に溶けやすい性質があるので収率がよく、ローズやジャスミンの花など原料が少なく高価なものからも、むだなく精油を回収することができます。

しかし、使用する溶剤の残留が、人によってはアレルギーや刺激症状を起こす原因となることがあります。

工業的には、石油エーテルやヘキサン、トルエンなどの液体溶剤を使用します。この溶剤中に原料植物を浸すと、精油成分や色素、ロウ状物質（ワックス）が浸出します。この浸出液をエキスと言い、次にエキスを穏やかに加熱し、溶剤を揮発させると、精油成分を含んだ固形のワックス（コンクリートと言う）が採取されます。このコンクリートを加熱しながらアルコールで溶かすと、精油成分はアルコールに移行し、アルコールに不溶な固定油がコンクリート中に残ります。次にこのアルコール溶液を冷やすと、ワックスが結晶化し沈殿するので分離されます。それを濾過し、最後にアルコールを減圧にてできるだけ低温で蒸留し取り除くと精油が得られます。この方法で抽出された精油を「アブソリュート」と言います。

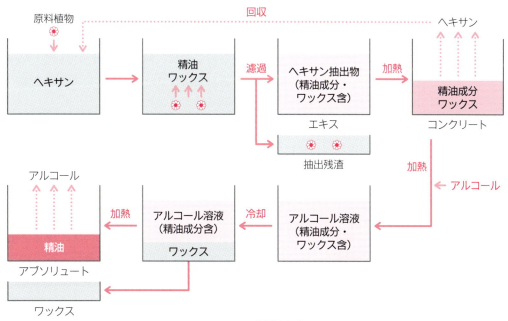

図 4-2　溶剤抽出法

ローズには、溶剤抽出法で得られる精油と、水蒸気蒸留法で得られる精油があります。溶剤抽出法で得られる精油は「ローズ・アブソリュート」と呼ばれ、茶褐色でハチミツのような甘い温かみのある香りがします。一方、水蒸気蒸留法で得られるローズの精油は「ローズ・オットー」と呼ばれ、淡黄色ですっきりとしたさわやかな花の香りがします。

3. 圧搾法

柑橘系の果皮から得られる精油は、圧搾法で抽出されます。精油を含む細胞は果皮の表面近くに位置し、皮をむいたり、切ったり、すったりすることによって簡単に破壊され、精油が飛び出てきます。よって、圧力をかけ、しぼり出すことによって簡単に採取することができるのです（図4-3）。工業的には、果汁（ジュース）の副産物として、果実を丸ごとしぼった後、果汁と果皮の精油を分離する、または果実の果皮と果肉を分けてから果皮を圧搾する方法が使われています。

圧搾法の利点は、副産物として生産されるので、他の精油に比べて経済的（安価）であること、また熱を一切加えないことから、熱による成分変性を受けないことがあります。

一方、欠点としては、柑橘系の精油にしか有効な方法でないこと、精油以外にも他の細胞内物質が混在しているので、残存した酵素の反応によって品質変化が起こり、劣化しやすいことがあります。柑橘系の精油の使用期限が短いのは、熱処理を行っていないため、酵素が失活していないことによるのです。

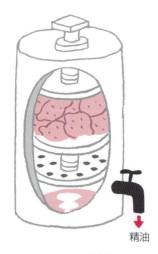

図4-3　圧搾法

精油の取り扱い

❋ 一般的な注意事項

精油は天然・自然なものですが、植物中の化学成分が濃縮されたものです。注意事項を守って安全に使用しましょう。

✖ 精油の飲用（経口使用）は絶対にしない

フランス式のアロマセラピーでは、精油をカプセル剤などで希釈して飲用する方法もあ

りますが、薬草学を熟知した医師の処方箋をもとにした医療行為であり、日本では認められておりません。

✖ 精油を原液（未希釈）のまま、皮膚に使用しない

精油成分のなかには、オレンジの精油中に含まれるリモネンなど、皮膚刺激性を示す成分が多数あります。アロマバスで使用する際も、水に不溶な精油は皮膚に直接触れる可能性があるので、ハチミツや塩などの媒体に精油を混ぜてから使用することをお勧めします。皮膚同様、粘膜組織においてはさらに吸収力が増すので、目や口腔内、直腸や膣には絶対に精油を使用しないでください。

✖ 精油は正しい用量を守って使用する

精油は適用量を超えると、皮膚に対しては刺激が強くなり、発赤や痛みを伴います。また、香りが強すぎると、頭痛や吐き気、不快感を伴うことがあるので注意してください。

さらに、精油は多成分の混合体であり、その成分のなかには妊娠中の人や重い疾患、慢性疾患をもつ人に対して危険性を伴う作用が含まれるものがあります。たとえば、ローズマリーの精油はカンファーという成分を含有しており、カンファーは血圧上昇作用やケトン類の神経毒性を示すため、高血圧症やてんかんの人、妊娠中・授乳中の人、小児には使用禁忌の精油です。また、子どもや高齢者に精油を使用する際も、適用方法や適用量に注意してください。

❖ 保管方法

精油は生ものです。時間とともに成分が変化し、特に「酸素・熱・光」によって変性が加速されます。どんなに高品質な精油でも、保管方法が適切でなければ品質はすぐに劣化してしまうので、購入後も正しく管理することが重要です。

精油は通常、褐色のガラスビンに入っていますが、冷暗所（15～20℃）に保管し、フタを常にしっかり閉めてください。長期間使用しない場合は、冷蔵庫に保管しておくとよいでしょう。湿度の高いところも避けてください。

精油は引火性があるので、火の近くには置かないようにします。また、子どもや高齢者の誤飲などを避けるため、子どもの手の届くところや人目につくところは避けたほうが賢明です。

精油のビンは、必ず立てて保管します。精油成分のなかにはプラスチックを溶かすものがあり、精油がビンのフタに触れたままでいるとプラスチック製のフタが溶け、フタが割れたり、穴が開いたりすることがあります。

❖ 使用期限の目安

保管状況にもよりますが、精油の封を切っ

てから使用期限の目安は、圧搾法で抽出された柑橘系の精油が3〜6か月、水蒸気蒸留法で抽出された精油が1〜3年程度です。

劣化した精油は油の酸化臭がするので、においで判別することが可能です。酸化した精油成分は皮膚に対する刺激性が増強されるので、特に皮膚には使用しないでください。さらに酸化が進むと酸化臭が強くなり、頭痛や不快感を催します。精油のビンに開封日を記入しておくと、使用期限を忘れないのでよいでしょう。ただし、精油の種類によって、たとえばサンダルウッドの精油などは成分変化を起こしにくく、10年以上使用できるものもあります。

常日頃から精油の香りを嗅ぎ慣れておき、異常に気づくよう嗅覚を研ぎ澄ます訓練をしておきましょう。また使用する量や頻度を考えて、購入する量を決めましょう。もし、大ビンで購入した場合は、小分けしてから使用すると、劣化を防ぐことができます。

精油の正しい選び方

❖ ラベル表示

精油は通常、褐色のビンに入って販売され、それ以外に包装（箱やプラ袋）、添付文書がついていることがあります。包装は精油が入ったガラスビンの破損を防ぐため、添付文書は精油のビンに表示しきれない品質検査などの情報を載せるためにつけられています。

精油は、これらの外装をみて選んでいきます。店頭販売ではテスターが並んでいるところもありますが、テスターの管理によっては品質や香りが変化していることがあったり、ロットによっても微妙に違いがあったりするので注意が必要です。精油の重要な情報は、精油のビンのラベルにすべて表示してあります。ここに表示してある項目を確認して精油を選んでいきます。インターネットで購入する場合も、信頼できるメーカーでこれらの情報を確認すれば、比較的間違いなく精油を選ぶことができます。

ラベルに表示される最も重要な項目は、起源植物の学名です。学名は国際的に通用する学術名で、ラテン語を用いているのでラテン名とも言われます。属名と種名（種小名）からなる二名法で命名され、他の文字と区別するためイタリック体（斜字体）で記されることがあります。たとえば、一口にラベンダーの精油と言っても、さまざまな種類のラベンダーから採取される精油があり、それぞれ作用や用途が異なります。アロマセラピーで最もよく使用されるラベンダーは、*Lavandula angustifolia* という学名で、トゥルーラベンダー（真正ラベンダー）と言われる種類のも

のです。鎮静・リラックス効果にすぐれ、子どもにも比較的安全に使用できるラベンダーです。一方、*Lavandula latifolia* という学名の通称スパイクラベンダーは、強壮・リフレッシュ効果があり、妊娠中の人や乳幼児には使用禁忌のラベンダーです。ほかにも、香料用によく使用される栽培品種であるラバンジン（*Lavandula hybrida*）、園芸観賞用のフレンチラベンダー（*Lavandula stoechas*）からも精油が採取されます。精油は薬理特性を目的に使用されるのですから、正式な植物学的起源が示されるのは当然のことです。精油の一般名だけでは誤解を招きやすいので、必ず学名を確認して精油を選びましょう。

ラベルにはその他、精油の日本名（一般名）、原産国、精油の濃度（100% pure、または希釈されていない［undiluted］）、使用期限または使用期間、抽出部位・抽出方法、ロット番号、使用上の注意、そして容量、製造販売元など、小さなスペースですが、重要な情報がたくさん表記されています（図4-4）。1項目ずつ確認しながら精油を選んでいきます。

✤ 成分分析表

ラベルには表示しきれない品質試験結果の詳細が、添付の書面に記載されています。この成分分析表（図4-5）は、メーカーサイドが精油の品質を保証しているものであると同時に、成分の種類と量をみながら精油の用途を決めるのに役立ちます。精油は天然物なので、生産された場所・地域や時期によって内容成分が異なります。香りのような主観的な評価だけでなく、分析値のような客観的な評価も、精油を効果的かつ安全に使いこなすために重要な情報となります。

まず、成分分析表には物理的な測定値として、比重や屈折率、旋光度などの値が記載されています（図4-5a）。これらは精油の純度

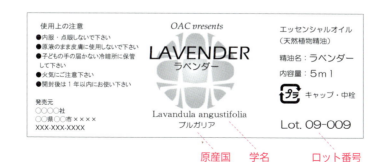

図4-4　精油のラベルの表示例

ケモタイプ精油成分分析表 (水蒸気蒸留法)		
厚生労働大臣登録検査機関による分析結果		
精油名	ティートゥリー	
学名	Melaleuca alternifolia	
ロット番号	BMAL4	
保証期間	2012年10月	
酸価	0.50	a
ケン化価	15.56	a
屈折率 (20℃)	1.4780	a
比重 (20℃)	0.8907	a
旋光度 (20℃)	+6°	a
農薬 検出限界0.05ppm	検出せず	a
酸化防止剤 検出限界0.001g/kg	検出せず	a
モノテルペン炭化水素	(49.58%)	b
αツヨネン	1.05	b
αピネン	2.63	b
サビネン	0.33	b
βピネン	0.78	b
βミルセン	0.99	b
αフェランドレン	0.42	b
αテルピネン	11.43	b
パラシメン	4.00	b
リモネン	0.96	b
βフェランドレン	0.97	b
γテルピネン	22.27	b
テルピノレン	3.75	b
モノテルペンアルコール	(39.57%)	b
テルピネン-4-ol	37.56	b
αテルピネオール	2.01	b
セスキテルペン炭化水素	(3.26%)	b
αグルジュネン	0.25	b
βカリオフィレン	0.32	b
αガイエン	0.78	b
αセリネン	0.16	b
ビシクロゲルマクレン	1.23	b
δカジネン	0.52	b
セスキテルペンアルコール	(0.08%)	b
ビリディフロロール	0.08	b
酸化物	(2.21%)	b
1,8 シネオール	2.21	b
合計	94.70%	b

一般的な注意事項
①精油は、純度の高い高濃度の芳香物質です。原液を肌に塗ったり、飲んだりしないで下さい。
②揮発性の高いオイルですから、使用後はフタを閉め、直射日光の当たらない、涼しく暗い場所でビンを立てて保存して下さい。
③幼児の手の届かないところに置き、倒れないように保管して下さい。
④開封後は早め(約6ヶ月間位)で使い切って下さい。

図4-5 成分分析表

を保証する値で、精油それぞれに適正値があります。その範囲をはずれる場合は、他の精油や合成香料などの混ぜ物が入っている可能性を疑います。また、酸価は抽出後の酸化の状態を示した値です。さらに、不純物として残留農薬や酸化防止剤、重金属などが入っていないこと(限度試験)を確認しているメーカーもあります。メーカーがどのような試験項目を行い、それは何を保証するものなのか、確認することができます。

　さらに、書面にはガスクロマトグラフを用いた成分分析結果(図4-5b)が表記されています。ガスクロマトグラフは混合成分を分離分析する装置で、この結果により、精油中の含有成分の種類とその割合がわかります。それを解析することによって、精油の作用性と安全性をみることができるのです。見方としては、主要成分だけに着目するのではなく、全体のバランスをみることが重要です。微量成分であっても特性があり、また抽出法を確認する指標にもなります。

精油の作用経路

❖ 精油の吸収

　精油を使用したとき、精油成分はどのように体内に吸収され、分布、代謝され、最終的

に体外へ排泄されるか、その作用経路をみていきます（図4-6）。

精油の吸収経路には、経皮、経鼻、経口、経直腸、経膣があります。現在、日本では、アロマセラピーはアロマセラピー・マッサージなどで皮膚に塗布する経皮吸収と、芳香浴や蒸気吸入、直接吸入のような経鼻吸収が主に行われています。経口吸収については、胃腸管への刺激作用や消化酵素による精油成分破壊の危険性など、リスクが非常に高く適用が難しいので、日本の医療現場では行われていません。直腸や膣といった非経口粘膜からの吸収も、刺激が強いことなどから、医師の指示によって行うべき投与とされています。

1. 経皮吸収

皮膚に塗布された精油は、皮膚組織から毛細血管へと入り、血液循環に吸収され、精油成分が全身をめぐって組織や臓器で効果を発現します。精油は皮膚の構造上、表皮から直接通過しにくいのですが、植物油と混ぜることで、容易に表皮、真皮を透過します。このとき、植物油は分子が大きいので、精油の成分分子だけが血管壁を透過します。

皮膚の状態や室温、植物油の種類などにより、吸収速度や濃度が異なります。たとえばアトピー性皮膚炎などで皮膚の角質層が厚くなっている場合は、アロマオイルの浸透性が低下し、吸収に時間がかかります。また、皮膚の損傷によりバリア機能が低下している場合は、吸収性が高まるため、トラブルが起こらないように低めの濃度で使用します。

2. 経鼻吸収

鼻から吸収された芳香成分は、大きく2つの経路で体内に吸収されます。鼻腔から嗅覚器、嗅神経を経て大脳辺縁系、視床下部に作用する経路と、血液循環に吸収されて全身の臓器・組織に作用する経路です。後者はさらに、鼻腔粘膜から毛細血管に入り、血液循環に入る経路と、鼻腔から気道を経て肺に入り、血液循環に吸収される経路に分かれます。経鼻吸収は経皮に比べて直接的に吸収されるため吸収速度が速く、吸収量も多い傾向がみられます。

✤ 分布と代謝

体内に入った精油成分のうち、脂溶性の高い成分は脳や肝臓に、水溶性の高い成分は血液中から腎臓や骨格筋に分布します。このため、肝機能や腎機能に障害がある人には、使用量を調節することが大切です。また、特に脂溶性の高い成分は胎盤をも通過するので、妊娠中は精油が胎児にも影響するということを考慮に入れなければなりません。

代謝は、食べ物や薬物と同様に、ほとんど

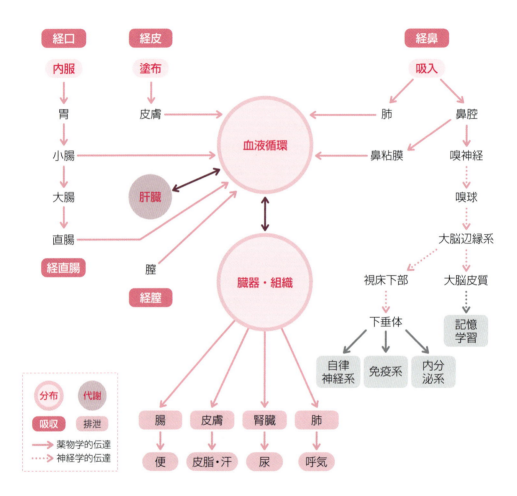

図 4-6　精油の作用経路
（日本アロマセラピー学会編：アロマセラピー標準テキスト基礎編，p.98，丸善，2008 より改変）

が肝臓で行われます。その過程は第1相反応と第2相反応の2段階になります。第1相反応では、吸収された物質を酸化、還元、加水分解によって代謝物に変換します。最もよくみられる第1相反応は酸化で、これは肝細胞内のチトクローム450という酵素群によって行われます。薬物や食べ物も同じ酵素群で処理されるので、併用すると薬物の効果が増強したり、逆に減少したりという相互作用を引き起こすことがあります。その例でよく知られているのが、高血圧症や狭心症の治療薬であるカルシウム拮抗薬とグレープフルーツ果実の相互作用です。アロマセラピーでもグレープフルーツの精油を使用しますが、経口投与は行っていないので、特に相互作用を引き起こす可能性はないと考えられています。

✤ 排泄

体内に入った成分は、そのままのかたちか、または代謝されたかたちで、最終的に尿として腎臓から排泄されます。ほかには、皮膚から皮脂や汗として、肺から呼気として、また胆道系や腸から便としても排泄されます。

精油の薬理作用

精油は植物から抽出されるため、多種類の成分から構成されており、それぞれの成分が異なる器官系に作用し、さまざまな薬理特性を示します（**表4-2**）。1種類の精油でもたくさんの薬理作用が存在したり、なかには循環器系は刺激するけれども神経系は鎮静するような、一見相反した作用を示したりするのはこのためです。

さらに精油の効果には、心理的な作用も大きな影響を及ぼします。よって、精油を選択するときは、薬理特性だけでなく、人の好みやそのときの気分、適用方法や使用する環境など、ホリスティック（全人的）に考える必要があります。

植物油（キャリアオイル）について

キャリアオイルはベースオイルとも呼ばれ、アロマセラピーでは主に植物油を指します。精油は高濃度で、原液を直接肌につけるのは危険なため、通常は植物油に薄めて使用します。この植物油によって精油の有効成分が皮膚を透過して吸収され、血管に入り、体内に運ばれていくことから、精油成分を「運ぶもの」の意味で「キャリア」オイルと呼びます。この意味ですと、キャリアオイルは精油を運ぶためだけのものと受け取られがちですが、実際はアロマセラピーやスキンケアにお

表 4-2　精油の薬理作用の定義

作用	定義
緩下作用	排便を促進する
強壮作用	組織に正常の緊張を回復させる
去痰作用	痰の切れをよくする
駆風作用	腸内に溜まった過剰なガスを排泄し、膨満を軽減する
血圧降下作用	血圧を下げる
血圧上昇作用	血圧を上げる
解熱作用	発熱状態にある体温を引き下げる
健胃作用	胃の機能を丈夫にし、消化を助ける
抗アレルギー作用	アレルギー症状を軽減させる
抗うつ作用	気分を楽にして意欲を高める
抗炎症作用	炎症を鎮める
抗菌作用（抗微生物作用）	微生物を殺す、あるいは微生物の増殖や発育を抑制する
抗痙攣作用	痙攣を予防または軽減する
抗リウマチ作用	リウマチを予防し、その症状を軽減する
催淫作用	性欲を催させ、生殖器の機能を高める
催乳作用	乳汁の分泌を促進する
催眠作用	睡眠を催させる
殺菌作用	細菌を死滅させる
殺虫作用	昆虫を選択的に殺滅する
子宮強壮作用	子宮の機能を高め、正常化する
刺激作用	身体の生理的機能を活発にする
収斂作用	組織を引き締め、収縮を起こす
消化作用	食物を吸収しやすいように変化させる働きを助ける
消臭作用（脱臭作用）	（不快な）においを消す
消毒作用	感染を予防するため病原性をなくす
制汗作用	発汗を抑制する
清涼作用（冷却作用）	さわやかで涼しくする
創傷治癒作用	傷を修復する
胆汁分泌促進作用	肝臓から胆汁の排出を促進する
鎮咳作用	咳を鎮める
鎮静作用	興奮を鎮める
鎮痛作用	疼痛を緩和する
通経作用	月経を引き起こす
粘液溶解作用	粘液を溶かす
発汗作用	発汗を促進する
発赤作用（引赤作用）	充血させることにより皮膚潮紅させる
瘢痕形成作用	瘢痕化を促進し、傷の治癒を助ける
皮膚軟化作用	皮膚を軟らかくする
利胆作用（胆汁排出促進作用）	十二指腸への胆汁排出を促進する
利尿作用	尿の排出を促進する

いて多くの効果をもたらします（表 4-3）。

　植物油とは、木の実や種子から抽出されるオイルで、古代から薬用や美容、食料源として使用されてきました。食用の料理油と同じように原料を圧搾して抽出しますが、アロマセラピーにおいて使用する場合は、精製加工をしていない（未精製［unrefined］）植物油を使用します。これは、脱色・脱臭などの精製過程により、スキンケアに必要なビタミンやミネラルなどの有効成分が取り除かれてしまうためです。また、防腐剤や不凍剤などの添加物が加えられていない、いわゆる無添加の

表 4-3 主な植物油の特徴

特性	特徴	効果	注意事項
スイートアーモンドオイル *Prunus amygdalus*			
・香り：ナッツ様 ・色：淡黄色 ・粘性：やや高い	・最も頻繁に使用されるオイル ・非常にオイリー（べたつく）	・皮膚軟化、保湿、鎮痛、抗炎症作用 ・乾燥肌、瘙痒症、熱傷に	・ナッツアレルギーの人には禁忌
アプリコットカーネルオイル *Prunus armeniaca*			
・香り：ほぼ無臭 ・色：淡黄色 ・粘性：非常に低い	・とても軽い質感なので、フェイシャルマッサージに最適	・皮膚組織再生、保湿、抗炎症作用 ・皮膚のくすみに	・特になし
カレンデュラオイル（マリーゴールドオイル） *Calendula officinalis*			
・香り：比較的強い ・色：赤黄色 ・粘性：やや高い	・浸出油でオイル自体薬理作用をもつ ・他のオイルに25％程度ブレンド	・抗炎症、抗痙攣、抗酸化、鎮痛、鎮静作用 ・熱傷、湿疹、瘙痒症に	・特になし
グレープシードオイル *Vitis vinifera*			
・香り：ほぼ無臭 ・色：黄緑色 ・粘性：非常に低い	・ビタミンEが豊富 ・安全性にすぐれ、使用感が人気 ・油っぽくならない	・抗酸化、抗炎症、血管保護作用 ・普通〜脂性肌に	・特になし
ホホバオイル *Simmondsia chinensis*			
・香り：ほぼ無臭 ・色：黄色 ・粘度：低い	・液体ワックス ・10℃以下の室温では固体 ・酸化しにくく、保存性にすぐれる	・抗炎症、保湿作用 ・すべての肌質、湿疹、ケアに	・アレルギー反応、接触皮膚炎を起こすことがある
ローズヒップオイル *Rosa rubiginosa*			
・香り：やや渋み ・色：淡黄金色 ・粘度：非常に低い	・ビタミンCを豊富に含む必須脂肪酸から構成される ・他のオイルに5〜10％ブレンド	・皮膚細胞再生、抗酸化、保湿、抗炎症作用 ・乾燥肌、肌の衰え（シミ、シワ）、ニキビ肌、紅斑に	・酸化が早いので、少量で購入 ・冷蔵庫で保管

植物油を使用します。このため、植物油の劣化は精油以上に早く、特に不飽和脂肪酸を多く含むローズヒップオイルなどは、購入・開封後3か月以内に使用することをお勧めします。

浸出油（マサレーションオイル、インフューズドオイル）もキャリアオイルとして使用されます。これは、植物（ハーブ）を植

物油（サンフラワーオイルやオリーブオイルなど）につけ込み、その成分（油溶性のもの）を浸出させてからハーブをこして、取り出したオイルです。植物と浸出させた元のオイル（たとえばサンフラワーオイル）両方の特性をもち合わせています。特に、エキス（浸出液）には精油の有効成分やビタミンA・Eなどが浸出されるため、そのオイル自体、薬理特性をもっています。たとえば、カレンデュラオイルはマリーゴールドの花を浸出させたオイルで、抗炎症作用や瘢痕形成作用、鎮痛作用などがあり、打撲や皮膚炎、日焼けなどに効果があります。

適用量と希釈・ブレンド方法

❧ 精油の適用量

精油を皮膚に塗布する場合は原液を使用せず、通常は植物油などで5％以下に希釈して使用します。局所的に使用するときは5％濃度でも使用しますが、通常全身にトリートメントで使用する場合は3％以下で行います。また、皮膚が薄く敏感な顔などに塗布する場合は1％以下で使用します。

使用する対象によっても適用量は異なります。原則的に生後0〜3か月の乳児には精油を使用せず、塗布する場合は植物油のみで行います。生後4〜12か月の乳児には0.5％以下で使用し、精油の種類もラベンダーやカモミール・ローマンなど皮膚刺激性のないものを選びます。1〜5歳の幼児には1％以下で使用し、同じく毒性・刺激性のない精油を選びます。6〜12歳の小児には、成人量の1/2、2.5％以下で使用します。これは、子どもの場合、精油成分を処理する肝臓の働きが未熟なためです。また高齢者に対しても、代謝・排泄機能が衰え、精油成分が体内に滞積する時間が長くなるため、成人量より少なめの2％程度で使用していきます。

さらに、皮膚の状態や精油に対する感受性などによって、精油の吸収や反応は人それぞれ個人差があります。精油を使用するのが初めての人、肌が敏感な人に使用する場合には、刺激性のある精油を避け、低濃度（2％以下）から始め、徐々に濃度を上げていくようにしていきます。あらかじめ使用するブレンドオイルでパッチテストをしてから行うのもよい方法です。

パッチテストは、アレルギー性接触皮膚炎の検査法で、簡易的にはブレンドしたオイルを腕の内側の軟らかい部分につけ、絆創膏で密閉し、その後経時的に塗布部分を観察し、紅斑や丘疹が起こらないか確認するものです。遅延型のアレルギー反応を確認するものなので、塗布後30分〜24時間、48時間、

表 4-4　希釈度早見表（植物油に対する精油量・滴数量）

希釈度 \ 植物油	10mL	25mL	30mL	50mL
0.5%	1滴	2.5滴	3滴	5滴
1%	2滴	5滴	6滴	10滴
2%	4滴	10滴	12滴	20滴
3%	6滴	15滴	18滴	30滴
5%	10滴	25滴	30滴	50滴

1滴＝0.05mLとする。

そして72時間後に判定を行います。また、精油は頻回に使用することで感作のリスクが高まるので、使用頻度によっても精油の種類や濃度に注意が必要です。

❖ 希釈方法

ほとんどの精油がドロッパーの内ブタがついた状態で販売されています。標準的なドロッパーでは、20滴が1mL（1滴が0.05mL）に相当します。植物油に希釈するとすれば、50mLの植物油に20滴（20 × 0.05 ＝ 1mL）の精油を加えると、濃度は1/50で2％になります（表4-4）。

ただし、ドロッパーの1滴量は、精油の種類や使用する環境、ドロッパーの仕様によって必ずしも一定量ではないため、正確に測定する場合はマイクロピペットなどを用いて計測することをお勧めします。

❖ 精油のブレンド

精油のブレンドの最大の目的は、精油同士の相乗効果をつくり出すことです。相乗効果とは、精油を組み合わせたとき、その効果が単に精油の代数を足した以上に現れること、つまり1プラス1が2以上の効果をもたらすことです。相乗効果をつくり出すには、まず使用目的を決め、目的にあった作用をもつ精油を選ぶことです。たとえば、集中力を高め、身体機能を促進させる作用をもつローズマリーと、リラックス効果が高く、鎮静作用をもつマジョラムは、作用が拮抗するため、2つをブレンドしてもお互いの効果を打ち消すことになります。しかし、そこに調和作用をもつラベンダーが加わると、過敏性腸症候群のように下痢と便秘を繰り返し、促進作用と鎮静作用の両方が必要なとき、ラベンダーが調整役となって、2つのブレンドをうまくまとめてくれます。つまり目的をはっきりさせ、ブレンドするすべての精油が多方面から

同じ目的に向かうことによって、より効果が強化され、相乗効果をもたらすのです。

　ブレンドのもう1つの目的は、香りのバランスをつくり出すことです。それぞれの精油がもつ香りの種類や持続性、強さなどをうまく組み合わせてブレンドしていきます。たとえば、香りの持続性には、トップ、ミドル、ベースという香水業界で使われる分類（p.53 表4-1 脚注参照）がありますが、揮発性の高い香りではじめは強いけれどもすぐに消えてしまうトップと、中間のミドル、そして弱いけれどもゆっくりと安定して香るベースの精油を1つずつ選んでブレンドすると、時間毎に香りの変化が楽しめ、理想的なブレンドができあがります。

　ブレンドする精油の数は、多すぎてもまとまりがなくなるので、通常アロマセラピーで使用する場合は、3〜4種類程度を使用します。ブレンドには精油個々の知識と、ブレンドの経験、そして香りに対する感性と直観力が必要となりますが、まずは自分が心地よいと感じる香りづくりから始めてみましょう。（精油のブレンドの実際の方法については、p.88「精油と基材のブレンド方法」を参照）

参 考 文 献

1）日本アロマセラピー学会編：アロマセラピー標準テキスト 基礎編，丸善，2008．
2）Lis-Balchin, M. : Aromatherapy Science : Guide for Healthcare Professionals, Pharmaceutical Press, 2005.
3）Battaglia, S. : The Complete Guide to Aromatherapy, The International Centre of Holistic Aromatherapy, 2003.
4）ロバート・ティスランド，トニー・バラシュ（高山林太郎訳）：精油の安全性ガイド 上巻，フレグランスジャーナル社，1996．
5）ナード・ジャパン編：ケモタイプ精油事典 Ver.4，NARD JAPAN，2005．

　　　　　　　　　　　　　　　　　　（久保浩子）

Part 2

5 やってみよう！アロマセラピー・マッサージ

アロマセラピー・マッサージの効果

　アロマセラピーでのマッサージは、精油（エッセンシャルオイル）と精油を希釈する植物油（キャリアオイル）を使用して行います。精油と植物油の作用については、Part 2「4 精油、植物油の基礎知識」（p.52）をご参照ください。

　マッサージ自体にも、心身をリラックスさせ、血行をよくし、活力をもたらす作用があります。マッサージに精油を使用することで、精油が体内に経皮的に吸収され、その効果を発揮します。また、精油の香りを嗅いだり、マッサージの触覚刺激により、心地よさや安心感などの心理効果も期待できます（**表 5-1**）。

アロマセラピー・マッサージを始めるにあたって

　アロマセラピー・マッサージにはさまざまな種類がありますが、本項では指圧やリフレクソロジーを組み合わせた方法を紹介します。

　アロマセラピー・マッサージを行う場所は、病室であったり、患者の自宅であったり、リラクセーション外来だったりとさまざまだと思います。ここでは病室で行う場合について記しますが、場所がどこであっても同様の方法で行うことができます。

　また、看護ケアに取り入れやすいように、マッサージの手順は簡易な方法にしています。

表 5-1　アロマセラピー・マッサージの効果

身体的	心理的
・血行促進 ・筋肉の緊張を和らげ、リラックスさせる ・リンパの流れを促し、老廃物の排泄を助ける ・新陳代謝を促す ・浮腫や疼痛などの症状緩和	・緊張感を和らげ、リラックスさせる ・疲労感を軽減する ・イライラや興奮を鎮め、精神を安定させる ・睡眠導入効果 ・活力の回復、リフレッシュ

❖ 準備

1. 環境を整える

- 肌を露出することも考慮し、心地よい温度と湿度を調整する。
- 病室などで行う場合は、患者の掛け物がオイルで汚れないように、あらかじめ別の掛け物を用意する。
- リラクセーション音楽を流すなど、十分にリラックスできる落ち着いた雰囲気づくりをする。
- 可能であれば、間接照明など視界にやさしい照明にする。

2. 必要物品の準備

- 精油
- 植物油
- ブレンド用容器
- タオル
- ティッシュペーパー
- ディスポーザブルの手袋
- ごみ袋、ごみ箱

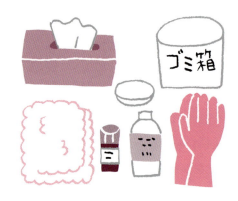

3. 注意事項

[患者の疾患と病態に関して]

- 医師の許可を得る。
- 患者の病態を適切にアセスメントする（浮腫や疼痛の原因など）。
- 患者が発熱しているときや体調が著しくすぐれない場合は、施術を避ける。
- 炎症部位、骨折部位、腫瘍やがんの皮膚転移部位、感染部位への施術は避ける。
- 放射線治療部位、手術創への施術は避ける。

- アルコールを摂取しており、身体がその影響下にあるときは、施術を避ける。
- 精油および植物油に対するアレルギーがある患者への施術は避ける。
- てんかん患者には、てんかん発作を誘発する精油（セージ、フェンネル、ローズマリーなど）を避けて施術する。
- 静脈瘤上をアロマセラピー・マッサージする場合は、圧をかけすぎないように注意する。
- 抗凝固薬を服用中の患者や血小板が減少している患者には、ソフトタッチで行う。
- 高血圧症・低血圧症の患者や血糖降下薬を服用中の患者には、十分に観察をしながら施術し、必要に応じて施術前後にバイタルサインや血糖値を測定する。
- リンパ節転移やリンパ節郭清術後で腋下や鼠径部のリンパの流れが停滞している場合は、マッサージをすることで疼痛が出現することもあるので、マッサージの方向に注意する。
- リンパ浮腫の場合はマッサージの方法が異なるため、アロマセラピー・マッサージを行う前に専門家に相談する。
- 神経障害性疼痛がある場合は、触覚刺激で疼痛が増強することもあるので、「触って痛くなりますか」と質問し、「触られると痛みが強くなる」と答えた場合はマッサー

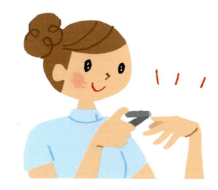

ジは行わない。「触られると痛みが楽になる」と答えた場合は、マッサージを行ってもよい。

［施術者に関して］
- 爪は短く切る。
- 手指の清潔に努める。
- アロマセラピー・マッサージを施術するのに十分な時間を確保し、心にゆとりをもって行えるようにする。
- 施術者本人がリラックスして行う。
- 施術者本人も安楽な姿勢で行えるよう工夫する。

❖ 精油のブレンド

　精油のブレンド方法については、p.69「精油のブレンド」、p.88「精油と基材のブレンド方法」をご参照ください。

❖ アロマセラピー・マッサージの手技の種類

軽擦(けいさつ)法(エフルラージュ)

ゆっくりと流れるような動きで、手のひら全体を身体に密着させて、身体をなでさする方法です。手のひらには力を入れず、身体に沿うように動かします。マッサージの手技のなかで最も広く頻繁に使用されます。

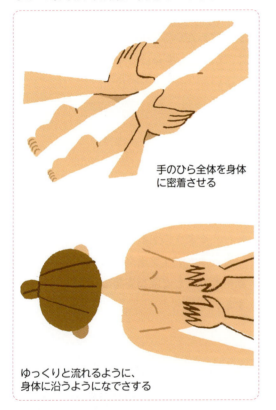

手のひら全体を身体に密着させる

ゆっくりと流れるように、身体に沿うようになでさする

強擦法(フリクション)

指の腹を用いて、やや圧をかけてさする方法です。大腿部や臀部などの筋肉に使います。

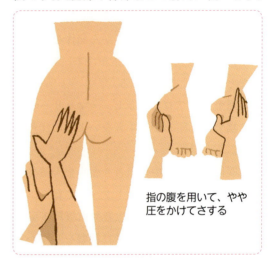

指の腹を用いて、やや圧をかけてさする

揉捏(じゅうねつ)法(ニーディング)

指を用いて、深部組織を揉みほぐす方法です。下腿、三角筋、上腕二頭筋などに使います。

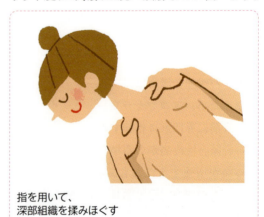

指を用いて、深部組織を揉みほぐす

叩打(こうだ)法（パーカッション）

指や手の側面、手の一部分を用い、リズミカルに皮膚を叩く方法で、タッピングとも呼ばれます。

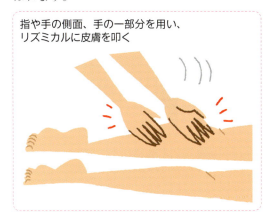

指や手の側面、手の一部分を用い、リズミカルに皮膚を叩く

圧迫法（プレッシング）

指の一部や手のひらを用い、瞬間的または持続的に圧迫する方法です。経穴（ツボ）の指圧もこれに含まれます。

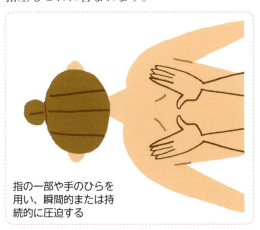

指の一部や手のひらを用い、瞬間的または持続的に圧迫する

振動法

指の腹や手のひらを皮膚に当て、振動を与える方法です。

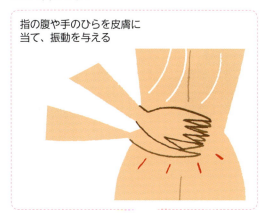

指の腹や手のひらを皮膚に当て、振動を与える

ホールディング

組織が冷たく感じるときに、両手あるいは片手の手のひらを、圧をかけないでそっと置く方法です。置いた手はすぐには離さないで、しばらくそのまま保持します。手足や腹部などに使います。

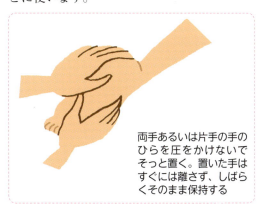

両手あるいは片手の手のひらを圧をかけないでそっと置く。置いた手はすぐには離さず、しばらくそのまま保持する

アロマセラピー・マッサージの実際

頸部・肩（1） 腹臥位（困難な場合は側臥位でも可）で安楽な体位を保持する

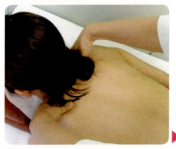 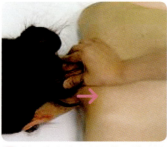 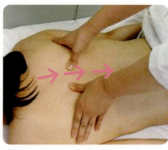

① 後頸部から背中にかけてオイルを塗布し、僧帽筋をニーディング（揉捏法）で揉みほぐす

② 髪の生え際から頸部の付け根へ、頸椎に沿ってプレッシング（圧迫法）で指圧する

③ ②の流れのまま、胸椎に沿ってプレッシングで指圧する

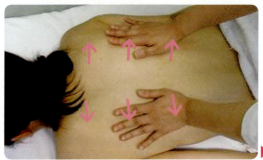 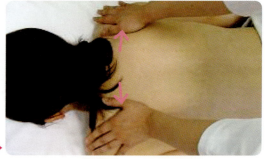

④ 胸椎を中心にして、エフルラージュ（軽擦法）で両手で左右に流す

⑤ エフルラージュを用いて頸部の付け根から両肩に向かって流し、ホールディングする

memo

アロマセラピー・マッサージ関連の用語解説

ドレナージュ──皮膚の表面に圧を加えたり、さすったりなどして、滞っている老廃物の排出を促す

ストローキング──母指や手掌を皮膚にぴったりとつけ、軽くなでたり、さすったりして、波のように流れるようにリンパの流れを促す

サークリング──手掌あるいは指腹を当て、円を描くように揉みほぐす

頸部・肩（2） 仰臥位で行う場合

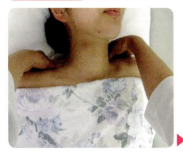
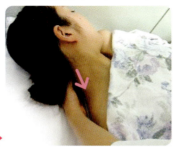
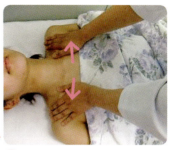

① 後頸部から両肩にかけてオイルを塗布し、僧帽筋をニーディングで揉みほぐす

② 髪の生え際から頸部の付け根へ、頸椎に沿ってプレッシングで指圧する

③ 鎖骨下部をエフルラージュを用いて両肩に向かって流し、ホールディングする

背部・腰部 腹臥位（困難な場合は側臥位でも可）で安楽な体位を保持する

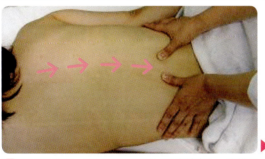
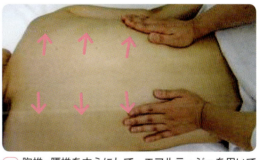

① 肩から背部、腰部にかけてオイルを塗布し、胸椎から腰椎に沿ってプレッシングで指圧する

② 胸椎・腰椎を中心にして、エフルラージュを用いて両手で体側に流す

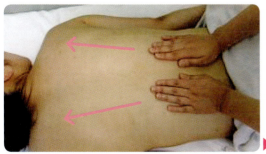
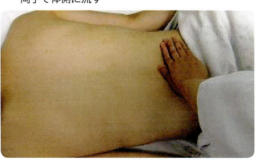

③ 腰椎・胸椎に沿うように、腰部から両腋下に向かってエフルラージュで流す

④ 腰部に両手を置いて、振動法を行った後、ホールディングする

上肢・手　臥床か座位で安楽な体位を保持する

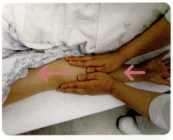

① 指先から肩にかけてオイルを塗布し、指先から腋下に向かってエフルラージュで流す

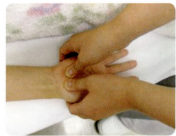

② 手のひら全体をプレッシングで指圧する

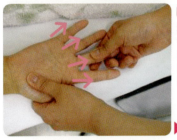

③ 指を親指から1本ずつフリクション（強擦法）で軽くしごくようにさする

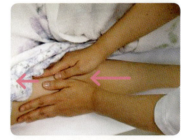

④ 指先から腋下に向かってエフルラージュで流す

腹部　仰臥位（困難な場合は側臥位でも可）で安楽な体位を保持する

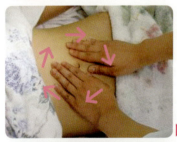

① 腹部にオイルを塗布し、臍周囲をエフルラージュで「の」の字を描くように流す

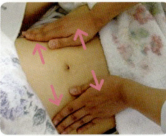

② 臍を中心に腸骨に向かってエフルラージュで流す

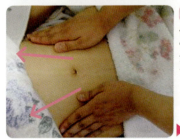

③ 体側に沿って、腸骨から両腋下に向かってエフルラージュで流す

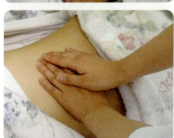

④ 臍部に両手を置いて、ホールディングする

下肢〜足底 仰臥位（困難な場合は側臥位でも可）で安楽な体位を保持する

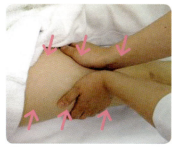

① 大腿にオイルを塗布し、大腿後面から大腿を包むように大腿前面に向かってエフルラージュで流す

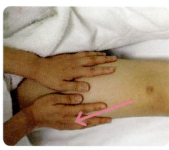

② 大腿前面を膝から腰骨または鼠径部に向かってエフルラージュで流す

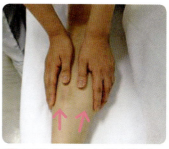

③ 下腿から足底にオイルを塗布し、足首から膝裏に向かって下腿を包むようにエフルラージュで流す

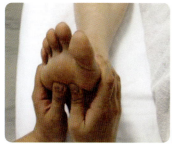

④ 足裏を反射区（図5-1参照）を意識しながら、プレッシングで指圧する

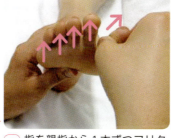

⑤ 指を親指から1本ずつフリクションで軽くしごくようにさする

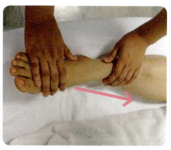

⑥ 足背から膝裏に向かって、下腿を包むようにエフルラージュで流す

⑦ 1と2を繰り返す

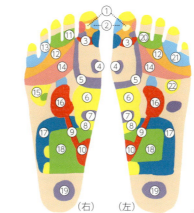

①脳下垂体　⑫僧帽筋
②鼻　　　　⑬耳（左）
③頸部　　　⑭肺＋気管支
④副甲状腺　⑮肝臓
⑤甲状腺　　⑯腎臓
⑥胃　　　　⑰大腸
⑦膵臓　　　⑱小腸
⑧十二指腸　⑲卵巣・精巣
⑨輸尿管　　⑳目（右）
⑩膀胱　　　㉑耳（右）
⑪目（左）　㉒心臓

図 5-1　足裏反射区

下腿〜足部 足の冷えの改善に。セルフのオイルマッサージとしても行える （小山めぐみ）

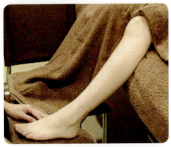
① 座位または仰臥位にする。露出部分は最少限に

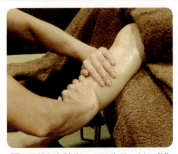
② 足部から膝窩へエフルラージュ（浅〜深）。手掌を密着させ、ゆっくりと末梢から中枢に向かって滑らせる

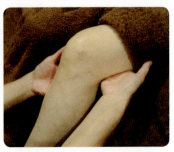
③ 膝窩とその周囲のエフルラージュ。リンパの流れを促進させる

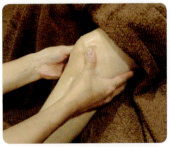
④ 膝まわりのプレッシング。親指の腹を使って、膝蓋骨まわりに圧をかける

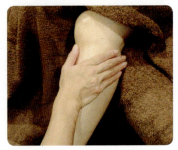
⑤ 前脛骨筋のニーディング、サークリング（浅〜深）。手のひらを使って円を描くように揉みほぐす

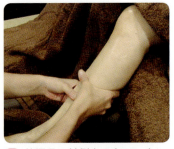
⑥ 前脛骨の外側をストローキング。前脛骨筋の際（きわ）に親指の腹を当て、圧をかけながら足首から膝方向に向かって流す

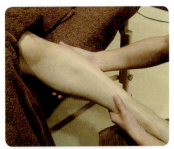
⑦ 腓腹筋の全体的なニーディング。左右の手のひらを使い、ふくらはぎを揉みほぐす

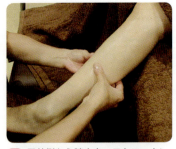
⑧ 足首側から膝方向へストローキング。内外側の腓腹筋を意識して、間に指を滑り込ませるように

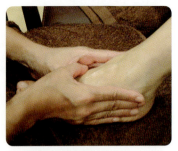
⑨ 外踝、内踝周囲のドレナージュ。くるぶしまわりに手指を使って円を描くように流す

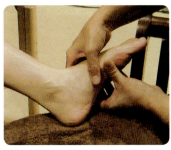
⑩ 足部アーチをストローキング。足部の内側中足骨の際(きわ)の部分を流す

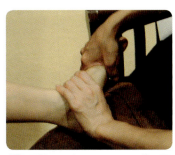
⑪ 足部アーチのニーディング。足部内側部分を両手でゆっくりとねじる

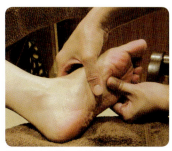
⑫ 足底を指で全体的にニーディング。足底を親指で揉みほぐす

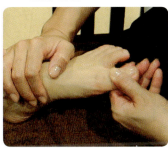
⑬ 足指を1本ずつニーディング、プリング。片手で足背を支え、指を1本ずつ揉みほぐし、ゆっくりていねいに引っ張る

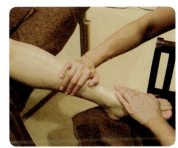
⑭ 足部から膝窩へのエフルラージュ(深〜浅)。両手のひらを当て、ゆっくりと末梢から中枢に向かって流す

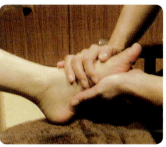
⑮ ファイナルタッチ。両手で足背と足底を3呼吸程度の間、包み込み、終了

✿マッサージ後のアドバイス

アロマセラピー・マッサージ終了後には、以下のことに注意するように患者に伝えましょう。

- できれば、4〜5時間は入浴を避ける。
- アロマセラピー・マッサージ部位は直射日光に当てるのを避ける。
- アルコールの摂取を避ける。
- いつもより多めに水分を摂取する。
- 眠気が増強するので、気をつける。
- 好転反応(排尿回数の増加、腸蠕動の亢進、倦怠感など)が起こる可能性がある。

アロマセラピー・マッサージの日常の看護ケアへの取り入れ方

アロマセラピー・マッサージを行いたいけれども時間がとれない、患者がアロマセラピー・マッサージを希望しているけれども体動困難で体位がとれない、衣服の着脱が困難、という場合もあると思います。そのような場合にアロマセラピー・マッサージを取り入れる方法をご紹介します。

❖ 清拭時や部分浴（足浴、手浴）時の施行

清拭や部分浴（足浴、手浴）のお湯に精油を滴下し、清拭時にタオルを用いて軽擦法でマッサージしながら身体を拭きます。部分浴（足浴、手浴）時には、お湯の中で手や足裏の反射区を指圧するなどして、マッサージするとよいでしょう。

❖ 体動困難で体位がとれない場合

重い病状やPS（パフォーマンスステータス）が低下していたり、体動困難で体位がとれない場合は、患者が安楽に感じる体位をとり、手順に準じた方法でマッサージを行います。

❖ 衣服の着脱が困難な場合

ドレーンやカテーテル挿入などの関係で衣服の着脱が困難な場合は、精油をティッシュペーパーなどに滴下して、芳香浴をしながら、着衣のままでオイルは塗布せずに、手順に応じた方法でマッサージを行います。

患者へのセルフケア指導

アロマセラピー・マッサージを入院中に受けた場合は、退院後も自宅で行いたいと望む患者も多いと思います。その場合は、マッサージを患者自身もしくは患者の家族も行えるように指導します。マッサージを手順に準じてより簡便にできるように、方法を解説したパンフレットなどを作成するとよいでしょう。

参 考 文 献
1) 日本アロマセラピー学会看護研究会編：ナースのためのアロマセラピー，メディカ出版，2005．
2) 川端一永ほか編著：臨床で使うメディカルアロマセラピー，メディカ出版，2000．

（村松順江）
（p.80 小山めぐみ）

Part 2

アロマセラピー・マッサージ以外の
精油利用法

6

　アロマセラピーの利用方法には、アロマセラピー・マッサージ以外にもさまざまなものがあります。患者の状態や用いる環境に応じて、アロマセラピーの用い方を選択するとよいでしょう。

芳香浴

　芳香浴は、精油の芳香成分を空気中に拡散させて、呼吸をすることで芳香成分を経鼻吸収する方法です。芳香成分を経鼻吸収することで、身体の各臓器や器官に働きかけていきます。
　芳香浴は、アロマライト（アロマランプ）、ディフューザー（芳香拡散器）、アロマポット（アロマバーナー）などさまざまな器具を用いて行うことができます（図6-1）。

　アロマライト（アロマランプ）は、電気の熱を利用して精油の芳香成分を空気中に揮発させていきます。ディフューザーは、精油の芳香成分を空気中に拡散させる器具で、超音波式、ファン式などがあります。テラコッタは、

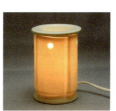
アロマライト

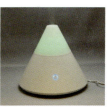
ディフューザー

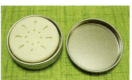
テラコッタ

缶の中のテラコッタ（陶）部に精油を数滴落として、好みの場所に置く。コンパクトなので持ち運びにも便利

図6-1　芳香浴に使う器具の例

精油を数滴落とすことにより、精油の揮発する性質を利用して芳香成分を空気中に拡散させていきます。

　これらの芳香器を用いている医療機関では、待合室や各病棟の入り口などに置くなどの工夫をしています。使用する精油は、抗菌作用や消臭、リラクセーション作用など、目的に応じて選択するとよいでしょう。

＊キャンドルの火を使用するタイプのものは、精油の引火性を引き出す可能性があるので、十分に気をつけて使用しましょう。医療機関では、安全性を考慮して、このタイプは使用を避けたほうがよいでしょう。

recipe
かぜがはやる季節の芳香浴に
- ユーカリ・ラジアタ　　　　0.1mL（2滴）
- オレンジ・スイート　　　　0.2mL（4滴）

ティッシュペーパーやコットンなどに精油を数滴直接落とし、身辺に置く。もしくは、それを鼻に近づけ、深呼吸して吸入する（乾式吸入法の一種）

夜、眠れないときに
- 真正ラベンダーなど　　　　　　　数滴

ティッシュペーパーに、鎮静作用のある精油を数滴落とし、枕元に置く
お湯の入ったマグカップや洗面器に精油を数滴落とすと、お湯の蒸気と芳香成分がいっしょに揮発する。蒸気は熱いので、30cmくらい離してゆっくりと吸入する。これは湿式吸入法の一種で、乾式吸入法と異なり、加湿しながら芳香成分を揮発するので、拡散・吸入しやすい

recipe
鼻閉感や痰、咽頭痛などを伴うかぜに
- ユーカリ・ラジアタ　　　　0.1mL（2滴）

マグカップのお湯に精油を落とし、その蒸気を鼻に向けて、ゆっくりと深呼吸する。蒸気は熱いので、30cm程度離して行う

エアフレッシュナー

　エアフレッシュナー（図6-2）は、精油の芳香成分を空気中にスプレーするものです。簡単に使用できます。リラクセーションや消臭などの環境整備に用いるとよいでしょう。

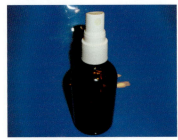

図6-2　エアフレッシュナー

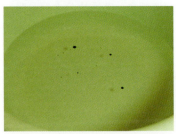

図6-3　精油がお湯と分離した様子

材料

- 好みや目的に応じた精油 1 〜 1.5mL（20 〜 30滴）
- 無水エタノール 30mL
- 精製水もしくはミネラルウォーター 70mL
- スプレーボトル（遮光ビンで、上記がすべて入るくらいの大きさのもの）1 本

作り方

① スプレーボトルに無水エタノールと精油を加え、よく振る。
② さらに、精製水もしくはミネラルウォーターを加えてよく振り、できあがり。

＊分離する場合もあるので、使用する前に必ずよく振ってからスプレーすること。

recipe

トイレやポータブルトイレの消臭に

❋ オレンジ・スイート …………… 1mL（20滴）
上記の方法でエアフレッシュナーをつくり、トイレやポータブルトイレで噴霧する

全身浴

　入浴時に入浴剤を入れるように、浴槽のお湯に精油を入れることで、通常の入浴効果に精油の作用が加わります。これをアロマバスと言います。アロマバスで用いる精油は、血行促進、スキントラブル予防、リラクセーションなど目的に応じて選びます。

　アロマバスを行うときは、精油0.15 〜 0.3mL（3 〜 6滴）と、無水エタノール、もしくは天然塩、ウォッカ、重曹（ベーキングソーダ）などいずれかの乳化剤 5 〜 10mL（5 〜 10g）程度を混ぜ合わせ、浴槽のお湯に入れてよくかき混ぜた後、15 〜 20分くらい入浴します。

　また、精油だけでなく、精油の抽出時に同時に取れるフローラルウォーター（ハイドロゾル、芳香蒸留水）も、入浴剤のように使用できます。フローラルウォーターは、水溶性で香りも作用もマイルドなので用いやすいと言われており、乳化剤は必要ありません。フローラルウォーター 30mL 程度を浴槽のお湯に入れて、よくかき混ぜて入浴します。

＊精油のみをお湯に入れると、よくかき混ぜても、時間が経つとお湯と精油が分離して（**図6-3**）、表面に浮いた精油で接触皮膚炎を生じることがあります。お湯とよく混ぜるために、精油だけでなく乳化剤も使用しましょう。

＊牛乳類も乳化剤として使用できますが、精油の成分を包み込んでしまうミセル化を引き起こすので、精油の吸収を妨げる可能性があると言われています。

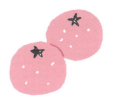

recipe

褥瘡の予防に

- ♨ サイプレス ……… 0.1mL（2滴）→血行促進を図る
- ❋ 真正ラベンダー ……… 0.1mL（2滴）→細胞活性を図る
- ◉ 乳化剤 ……… 約10mL（あるいは約10g）

上記を混ぜて、浴槽のお湯に入れてよくかき混ぜ、入浴する

部分浴

通常の手浴、足浴、座浴、半身浴の部分浴に精油を加えることで、精油の作用を加えることができます。全身浴と同様、精油だけでなく、乳化剤もいっしょに入れます。もちろん、精油ではなく、フローラルウォーターも使用できます。

✤ 手浴

洗面器に精油0.05～0.1mL（1～2滴）と乳化剤を入れ、よく混ぜて手浴を行います。10～15分くらい行うと効果的です。

✤ 足浴

バケツなどに41℃前後のお湯を入れ、精油0.1～0.15mL（2～3滴）と乳化剤を入れてよくかき混ぜ、足浴を行います。20分程度行うとさらに効果的です。

20分程度の足浴を行うと、どうしてもお湯の温度が下がるので、バケツの中にビニール袋を広げ、ビニール袋の中にお湯を入れて足をつけた後、ビニール袋の口を結ぶと、お湯の温度が維持しやすくなります（図6-4）。

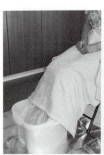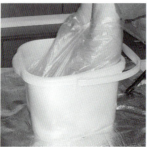

バケツの中にビニール袋を広げ、ビニール袋の中にお湯を入れる。足をつけた後、ビニール袋の口を結ぶ

図6-4　足浴

recipe

下肢末梢の血行促進に

- ❋ オレンジ・スイート ……… 0.15mL（3滴）
- ◉ 乳化剤（天然塩）……… 約5g

上記を混ぜてバケツのお湯に入れ、足浴を20分程度行う

白癬の予防に

- ♨ ティートリー ……… 0.15mL（3滴）
- ◉ 乳化剤（天然塩）……… 約5g

上記を混ぜてバケツのお湯に入れ、足浴を20分程度行う

❋ 座浴（腰湯）

浴槽や大きめのたらいなどに約38℃のお湯を20cm程度入れ、そこに精油を数滴と乳化剤を入れて、下半身だけ5〜10分つかります。

❋ 半身浴

浴槽の半分くらい（心窩部あたりまで届く程度）までお湯を入れ、全身浴と同程度の精油と乳化剤を入れて、よくかき混ぜてから、30〜40分程度時間をかけて半身浴をします。

スキンケア（清拭、塗布）

❋ 清拭

通常の清拭のようにお湯とタオルを用意し、お湯の中に精油0.1〜0.15mL（2〜3滴）と乳化剤を入れてよくかき混ぜたもので、清拭を行います。

❋ 塗布

塗布は、精油の芳香成分を、鼻からだけでなく、皮膚から吸収させる有効な方法です。精油を皮膚に直接用いる場合は、植物油などの基材で希釈して用います。精油と植物油、あるいはシアバター、ジェルなどのクリーム

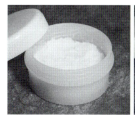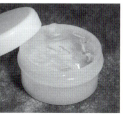

図 6-5　シアバター（左）とジェル（右）

状の基材（図6-5）をブレンドし、塗布します。塗布は全身に用いることができます。

患者にセルフケアで塗布を促す場合は、シアバターやジェルなどのクリーム状の基材で作製したものがよいでしょう。クリーム状の基材で作製したものは、軟膏のようでなじみがあり、使用しやすい傾向にあります。

植物油を基材としたものでセルフケアをする場合は、液体なのでこぼしたりしないように注意することと、どれくらいの量を塗布すればよいかの目安を患者に指導するとよいでしょう。

---

recipe

足の浮腫やだるさの予防に

🔥 サイプレス
　　　……… 0.15mL（3滴）→うっ滞除去作用
❋ 柑橘系の精油
　　　……… 0.15mL（3滴）→うっ滞除去作用
🝊 ホホバオイル ……………………… 20mL

上記をブレンドし、臀部や腰部、下肢に塗布する

> **recipe**
>
> **鶏眼、胼胝（べんち）、白癬など**
> **足の皮膚・爪のトラブルの予防に**
>
> - 🔥 ティートリー ……… 0.1mL（2滴）→抗菌作用
> - ✱ 真正ラベンダー
>   ……… 0.1mL（2滴）→細胞活性化
> - 🟤 シアバター ……………………………… 5g
>   →皮膚を軟らかくし、角質化のプロセスを正常化につなげる
>
> 上記をブレンドし、足爪や皮膚に1日数回薄く塗布する

含嗽、口腔ケア

　コップの水に精油を0.05mL（1滴）程度入れ、よくかき混ぜて、含嗽や口腔ケアに用いることも可能です。口内をさっぱりさせたいときは、コップの水にペパーミントを0.05mL（1滴）入れるとよいでしょう。

　かぜの予防や、口腔内の炎症などの予防を図るときは、コップの水にティートリーを0.05mL（1滴）程度入れるとよいでしょう。

湿布

　精油を数滴、もしくはフローラルウォーターを少量入れたお湯や水でタオルを濡らし、絞って患部に当てます。温湿布、冷湿布ともできるので、症状にあわせて行いましょう。

　目のまわりは、コットンにフローラルウォーターを直接浸して当てるとよいでしょう。

> **recipe**
>
> **排便コントロールに**
>
> - ✱ 柑橘系の精油 ……… 0.2mL（4滴）
>
> 洗面器にお湯を入れて、精油を落とす。そこにタオルを入れて、しっかり絞り、腹部に載せる

精油と基材の
ブレンド方法（塗布用）

　植物油などの基材とブレンドするときの精油の種類は、1種類だけでもよいですし、2～3種類ブレンドしても構いません。ブレンドしてはいけない組み合わせはありませんが、ブレンドする前に、香りを十分に確認することをお勧めします。

　また、基材となる植物油も、数種類ブレンドしてもよいでしょう。たとえば、ホホバオイルにスクワランオイルを少量入れると、オイルののび方がとてもよくなります。もちろん、シアバターやジェルなどのクリーム状の

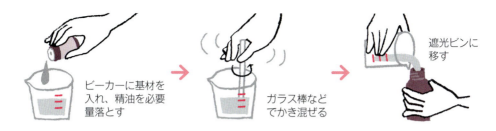

図 6-6　精油と基材（液体）のブレンド方法

基材にも、植物油を入れることができます。特に、シアバターは温度が低くなると硬くなるため、軟らかくするために植物油を加えて程よい軟らかさにすることもできます。

材料
- 精油
- 基材：植物油、あるいはシアバター、ジェルなどのクリーム状のもの
- ビーカー、ガラス棒など
- 遮光ビンもしくはクリーム容器
- ラベル（保存する場合、作成したレシピと分量、作成日を記入する）

作り方（図6-6）
①基材が液体の場合（ホホバオイル、スイートアーモンドオイルなどの植物油）は、ビーカーなどに必要量を量り入れます。基材が固体のクリーム状の場合（シアバター、ジェルなど）は、クリーム容器に必要量を量り入れます。
②希釈濃度にあわせて、精油を必要な量だけ滴下します。
③ガラス棒などでよくかき混ぜます。
④保存する場合は、基材が液体のものは遮光ビンに移します。遮光ビンもしくはクリーム容器にラベルを貼ります。

＊クリーム状のシアバターやジェルのような基材と精油をブレンドするときは、クリーム容器に入れた基材の中央をくぼませて、そこに精油を入れると、混ぜやすいでしょう。
＊シアバターは湯せんで固体から液体に変わるので、液体にしてからブレンドすることもできます。その場合、自然放置すると、液体になったシアバターは再び固体のクリーム状に戻ります（高温な場所の場合を除く）。

参考文献
1）日本アロマセラピー学会看護研究会編：ナースのためのアロマセラピー，p.45-53，メディカ出版，2005．
2）日本アロマセラピー学会編：アロマセラピー標準テキスト 基礎編，p.41-46，丸善，2008．
3）スーザン・カティ（川口健夫，川口香世子訳）：新訳 ハイドロゾル―次世代のアロマセラピー，p.218，フレグランスジャーナル社，2006．

（塚原ゆかり）

Part 2

ナース自身の健康維持のためのアロマセラピー利用法

7

　看護を取り巻く環境は、IT化、グローバル化、少子高齢化に伴う社会制度の変化などの影響を受け、複雑多様化、業務量の増加を余儀なくされています。このような厳しい労働環境のなかでも、私たち看護師は常に生命にかかわりミスが許されないため、疲労やストレスを感じる場面が多くあります。

　ストレスには個人差があり、ある刺激をストレッサーと感じるか否かは、発達過程における体験や認知に依存する[1]と言われています。ストレスによって起こる反応には、身体反応、心理反応、行動反応[2]などがあります。

　ストレスケアには、ストレスを認知し、ストレスから逃避するのではなく、ストレスとうまく付き合っていく方法を身につける[3]ことが必要になります。みなさんは、ストレスから来る心身の状態をどれだけ認知しているでしょうか？　そして、どれだけケアできているでしょうか？

　「自らの健康は自らが守る」[4]と最初に主張したのは、英国のハーバリストであるニコラス・カルペパー（Culpeper, N.; 1916 ～ 1954）です。自らの健康を保つ方法にはさまざまなものがありますが、その1つとしてアロマセラピーについて述べたいと思います。

　アロマセラピーは、楽しみながら心身の健康を保つ方法の1つです。精油にはたくさんの種類があり、効用もさまざまです。好きな香りは体調や精神状態、置かれている状況によって変化するので、好きな精油を知ることは、自分の心身の状態を知る手がかりにもなります。みなさんもセルフケアの手段として、アロマセラピーを生活のなかに取り入れてみてはいかがでしょうか。

アロマセラピーがストレスに効くわけ

私たちの身体にはホメオスターシスという機能が備わっており、これは自律神経系－内分泌系－免疫系の働きで保たれています。ストレス刺激が大脳辺縁系で受け取られると、視床下部－自律神経では交感神経が優位となり、異化作用（活動のためのエネルギーをつくり、発散する）が活発になります。この状態が持続すると、血管収縮や心拍数増加などにより頭痛や肩コリ、血圧上昇、手足の冷え、胸部不快感などが出現します。

また、視床下部－下垂体では副腎から糖質コルチコイドが分泌されるので、免疫抑制作用により炎症や感染症、アレルギー疾患にかかりやすくなります。

精油は嗅覚を通じて大脳辺縁系に直接働きかけ、自律神経系－内分泌系－免疫系の働きを整えます。また、よい香りが快刺激となり、脳内モルヒネが分泌されることで副交感神経が優位になり、同化作用（活動によって消耗した体力の回復を図り、身体をつくる）が活発化するため、ストレスによる症状が緩和されます。

精油の薬理作用

精油にはさまざまな薬理作用があります。主な作用とその効果をもたらす精油を**表7-1**に示します[5]。

アロマセラピー活用法

アロマセラピーにはさまざまな活用法があります。例として以下のものがあげられます。

芳香浴
- ティッシュペーパーやハンカチに精油1〜2滴を落とし、枕元やデスクに置く。
- マグカップや洗面器にお湯を入れ、精油を1〜2滴落とし、蒸気と共に香りを拡散させる。
- ディフューザーなど専用の芳香器で香りを拡散させる。

吸入法
- ティッシュペーパーやハンカチに精油を1〜2滴落とし、深呼吸とともに香りを嗅ぐ。

全身浴（アロマバス）
- 精油1〜5滴を湯船に入れて入浴する。

＊天然塩をひとつまみ入れると、発汗作用、解毒作用、温熱作用が高まるので、さらに効果的です。

表7-1　精油の主な薬理作用

作用	主な精油
健康回復作用	マジョラム、ラベンダーなど
強壮作用	サイプレス、ジュニパー、ゼラニウム、レモン、ローズマリーなど
引赤作用	ブラックペッパー、ユーカリなど
発汗作用	ティートリー、ペパーミント、ラベンダー、ローズマリーなど
利尿作用	サイプレス、ジュニパー、レモン、レモングラス、ローズマリーなど
刺激作用	グレープフルーツ、ペパーミント、レモングラス、ローズマリー、ユーカリなど
頭脳明晰作用	ペパーミント、ベンゾイン、マジョラム、ローズウッド、ローズマリーなど
鎮痛作用	ブラックペッパー、ペパーミント、ベルガモット、マジョラム、ラベンダー、ローズウッド、ローズマリー、ユーカリなど
鎮静作用	イランイラン、オレンジ、クラリセージ、カモミール・ローマン、サンダルウッド、ジャスミン、ゼラニウム、ネロリ、パチュリ、プチグレン、フランキンセンス、ベルガモット、ベンゾイン、マジョラム、ラベンダー、レモン、ローズオットーなど
食欲増進作用	オレンジ、グレープフルーツ、ジュニパー、レモンなど
食欲抑制作用	パチュリなど
緩下作用	ブラックペッパー、マジョラム、レモンなど
ホルモンバランス	イランイラン、クラリセージ、カモミール・ローマン、ジュニパー、ゼラニウムなど
免疫活性化作用	カモミール・ローマン、ティートリー、ペパーミント、ラベンダー、ユーカリなど

(ワンダー・セラー[高山林太郎訳]：アロマテラピーのための84の精油, p.170-181, フレグランスジャーナル社, 1992を参考に作成)

手浴
- 洗面器にお湯を入れ、精油1～3滴を落とし、両手首まで浸す。上半身の血行をよくする。

足浴
- バケツなどにお湯を入れ、精油1～3滴を落とし、両足首から膝まで浸す。全身の血行をよくする。

アロマセラピー・マッサージ、塗布
- 基材となる植物油10mLに対し、精油約0.1mL（2滴）の割合でマッサージオイルをつくり、身体各部をマッサージしたり、患部に塗布する。

＊マッサージオイルは自分の症状に応じて、または好みの精油でつくっておくと、いつでも使えて便利です。

湿布法
- 温湿布は精油0.05～0.15mL（1～3滴）を落としたお湯に、冷湿布は冷たい水に、タオルを浸して絞り、患部に当てる。

看護師自身のためのアロマセラピー利用法

　常に緊張状態にさらされ、疲労感やストレスを感じることが多い看護師が、自分自身の健康維持のためにアロマセラピーを利用する方法として、以下では主に自宅と職場（病院）での活用例を示します。

recipe

疲れ、だるさ

- ゼラニウム
- ジュニパー
- ラベンダー
- ローズマリー

強壮作用や発汗作用のある精油は、血液やリンパの流れをよくすると同時に、身体を温め、乳酸などの疲労物質の排泄を促す。入浴後に全身または下肢をマッサージオイルでマッサージすると、翌日に疲れが残りにくい

- グレープフルーツ
- ペパーミント

ジェットラグ（時差ぼけ）に効果があるので、夜勤で心身のリズムが戻らないときによい

- マジョラム
- ローズマリー

頭脳明晰作用のある精油は、心身を目覚めさせ、気分をすっきりとさせてくれる

[自宅] 吸入、芳香浴、手浴、足浴、全身浴
[病院] 精油をティッシュペーパーなどに1～2滴落とし、香りを吸入

recipe

肩コリ、腰痛

- カモミール・ローマン
- マジョラム
- ラベンダー

鎮静作用、鎮痛作用、発汗作用により、筋肉の興奮を鎮めると同時に、心身を温め、痛みを和らげる

[自宅] 手浴、足浴、全身浴、肩・腰部への温湿布、マッサージ
[病院] 後頸部・肩・腰にマッサージオイルを塗布

recipe

頭痛

- プチグレン
- マジョラム
- ネロリ

（頭痛用ローション）[6]

- ペパーミント　　　0.2mL（4滴）
- ラベンダー　　　　0.3mL（6滴）
- 無水エタノール　　　　　　3mL
- 精製水　　　　　　　　　27mL

睡眠不足や肉体疲労、眼精疲労、ストレスなど頭痛の原因はさまざまである。鎮静作用のある精油は精神的緊張を和らげるので、ストレス性の頭痛に効果がある
芳香浴や吸入法を行う場合は、精油の香りが強いと刺激になって頭痛が増強するので、ほのかに香るように調整する

[自宅] 後頭部・後頸部・肩への温湿布、手浴
[病院] 頭痛用ローションをこめかみや肩、後頸部に塗布

[精油] 柑橘系 ● 樹木系 ● フローラル系 ● ハーブ系 ● オリエンタル系 ● 樹脂系 ● スパイス系 ● [植物油] ● [その他の基材] ●

眼精疲労 *recipe*

- ❋ グレープフルーツ
- ❋ ゼラニウム
- 🔥 ローズウッド

血液循環を促し、眼精疲労と精神疲労を緩和する

- [自宅] 後頸部・眼部に温湿布、手浴
- [病院] 後頸部・肩にマッサージオイルを塗布

むくみ、セルライト、デトックス *recipe*

- 🔥 ジュニパー
- ❋ ゼラニウム
- 🍑 パチュリ

むくみは1日中動きどおしの看護師の悩みの1つ。発汗作用、利尿作用のある精油は体内の水分や老廃物の排泄を助ける
ジュニパーやゼラニウム、パチュリには解毒効果もあり、体内の余分なものを取り除いてくれる

- [自宅] 足浴、全身浴、下肢のオイルマッサージ
- [病院] 下肢にマッサージオイルを塗布

食欲増進 *recipe*

- 🍑 パチュリ

月経前になると甘いものが無性に食べたくなったり、ダイエットの反動やストレス反応で暴飲暴食してしまうとき、パチュリは食べたい欲求を抑えてくれる

- [自宅] 全身浴（香りで心身が満たされるので、食欲を抑える効果が高い）
- [病院] 精油をティッシュペーパーなどに1〜2滴落とし、香りを吸入

食欲不振 *recipe*

- ❋ オレンジ
- ❋ グレープフルーツ
- ❋ レモン

柑橘系の精油には食欲増進作用がある

- 🔥 ジュニパー

食欲を正常化させる

- [自宅] 全身浴、芳香浴
- [病院] 精油をティッシュペーパーなどに1〜2滴落とし、食前などに香りを吸入

下痢、便秘 *recipe*

（便秘に）
- 🌿 マジョラム
- 🔥 ユーカリ
- ❋ ローズ

（下痢に）
- 🔥 ジュニパー
- 🍑 パチュリ
- ❋ ラベンダー

（両方に）
- ❋ オレンジ
- ❋ カモミール・ローマン
- 🌿 ペパーミント

痙攣性便秘に効果がある

- [自宅] 腹部のオイルマッサージ、腹部・腰部に温湿布

recipe

不安、抑うつ

- イランイラン
- ジャスミン
- ネロリ
- ローズ

花の精油は孤独感や悲しみの感情を癒してくれる

- ベルガモット
- オレンジ

柑橘系の精油は気分を高揚させ、元気づけてくれる

- カモミール・ローマン
- ティートリー
- ラベンダー

鎮静作用のある精油は、心を落ち着かせてくれる

[自宅] 吸入、芳香浴、手浴、足浴、全身浴、前胸部にマッサージオイルを塗布

[病院] 精油をティッシュペーパーなどに1〜2滴落とし、深呼吸とともに香りを吸入

recipe

不眠

- カモミール・ローマン
- サンダルウッド
- ネロリ
- ベンゾイン
- ラベンダー

神経を鎮めて安眠を促す。自分がリラックスできる香りならば、どれでも効果が得られる

[自宅] 精油をティッシュペーパーなどに1〜2滴落とし、枕元に置く。手浴、全身浴

recipe

緊張、興奮、過敏、焦燥、怒り、恐怖、混乱（パニック）

- カモミール・ローマン
- クラリセージ
- サンダルウッド
- ベンゾイン

緊張をほぐし、幸福感をもたらす

- イランイラン
- サイプレス

怒りやイライラを感じたときに効果的

- ゼラニウム
- ティートリー
- ネロリ

ショックを受けたときに効果的

- ペパーミント
- ラベンダー
- ローズマリー

精神的過労や無気力、疲労困憊などに効果的。鎮静作用のある精油は、たかぶった感情を鎮め、穏やかにする。鎮静作用のある精油はたくさんあるが、香りを嗅ぐだけでも効果があるので、効能に捉われず、好きな香りを選ぶとよい

[自宅] 吸入、芳香浴、手浴、足浴、全身浴、全身のオイルマッサージ

[病院] 精油をティッシュペーパーなどに1〜2滴落とし、気持ちが落ち着くまで香りを吸入。手首にマッサージオイルを少量塗布[7]

recipe

月経前緊張症（PMS）

- クラリセージ
- レモングラス
- メリッサ
- ゼラニウム

月経前緊張症のため悲しい気分になったり、イライラしたりすると、対人が主である看護の仕事がつらくなる場合がある。クラリセージはエストロゲン様作用があり、レモングラスやメリッサは男性ホルモン抑制作用があるので、月経に伴うホルモンの過不足を補ってくれる。ゼラニウムはホルモンバランスを整えると同時に、月経時の血液凝固を阻害する作用がある
感情が乱れるときは、鎮静作用のある精油を組み合わせて用いると効果的

[自宅] 吸入、芳香浴、足浴、全身浴、下腹部・腰部へのオイルマッサージや温湿布
[病院] 精油をティッシュペーパーなどに1～2滴落とし、深呼吸とともに香りを吸入

以上、アロマセラピーの利用法を述べましたが、特にラベンダーとティートリーはレスキューアロマ、万能アロマと言われるほど用途が広く、刺激も少ないことから、看護師の健康管理にお勧めします。この2つの精油のブレンドは、予防、強化、治癒促進といった疲労やストレスに負けない心身をつくるのに大きく役立つことと思います。

＊

毎日の生活や仕事のなかでは、多かれ少なかれ、つらいことがあったり、ショックを受けたりします。そのような気持ちで心がいっぱいになってしまい、思うようにいかないと感じることもあるでしょう。そのようなとき、アロマセラピーは心と身体、そして感情に働きかけて、リラックス効果をもたらすと同時に、治癒力や生命力を高めてくれます。精油のもつ力で元気を取り戻し、よい状態を保って日々をお過ごしください。

引用文献

1) 山蔦圭輔：ストレスの心理的メカニズムとストレスコーピング，月刊ナーシング，29（7）：72-75，2009．
2) 恒藤 暁：最新緩和医療学，p.180-181，最新医学社，1999．
3) 大西和子：看護者のストレスとメンタルケア．日野原重明総監修：改訂版 がん看護マニュアル，ナーシング・マニュアル第1巻，p.428-430，学習研究社，2001．
4) 鳥居鎮夫ほか監：アロマセラピー検定テキスト2級，4訂版，p.61，日本アロマ環境協会，2008．
5) ワンダー・セラー（高山林太郎訳）：アロマテラピーのための84の精油，p.170-181，フレグランスジャーナル社，1992．
6) 和田文緒：いちばん詳しくて，わかりやすい！アロマテラピーの教科書，p.206，新星出版社，2008．
7) 鳥居鎮夫ほか監：アロマセラピー検定テキスト1級，4訂版，日本アロマ環境協会，2008．

参考文献

1) 長谷川記子：ガンを癒すアロマテラピー，リヨン社，1998．
2) ジェーン・バックル（今西二郎，渡邊聡子訳）：クリニカル・アロマテラピー――よりよい看護を目指して，フレグランスジャーナル社，2000．
3) 川端一永ほか編著：医療従事者のためのアロマセラピーハンドブック，メディカ出版，1999．

（土谷恭子）

Topics
専門外来で行うアロマセラピー

**群馬大学医学部附属病院
リラクセーション外来（総合診療部内）**

リラクセーション外来の概要

　群馬大学医学部附属病院リラクセーション外来は看護専門外来の1つであり、2003年に開設されました。病院の看護師と大学の教員・大学院生（いずれも看護師）が協働してケアにあたっており、病院（臨床実践）と大学（教育・研究）が連携することで、よりよいケアの提供につながっていると思います。

　当外来は、毎週木曜日の午後に実施しており、自由診療となっています。実施している内容は、リラクセーションマッサージの施行とリラクセーション法の指導です。

❶リラクセーションマッサージ

　リラクセーションマッサージは、アロマセラピーを活用し、心身の苦痛の緩和を目的として、入院患者を対象に実施しています。

❷リラクセーション法の指導

　リラクセーション法の指導は、心と身体の調和を目的として、入院・外来患者を対象に実施しています。リラクセーション法は、外来でのリラクセーション法の体験と自宅での繰り返しの練習により方法を習得していくというセルフケアの指導であり、実践できる気力と体力が必要になります。そのため、外来患者が中心となっています。

　指導中は、リラックスを促すために真正ラベンダーなどの精油を用いて芳香浴を実施するなど、環境の調整に配慮しています。また、リラクセーション法を体験してもらった後には、ハーブティーを提供しています。

受診の手続き

　患者が自ら希望されて受診するケースと、医師や看護師から提案されて受診するケースがありますが、リラクセーションマッサージの場合は後者が多いです。マッサージを受けるのか、リラクセーション法の指導を受けるのかは、患者の希望と主治医や看護師との相談によって決定されています。通常はいずれかの内容になりますが、ケースによっては両方を体験してもらうこともあります。また、マッサージを受けていた方が、身体状況の改善に伴いリラクセーション法の指導を受けるようになることもあり、その逆のケースもあります。

　受診は予約制となっており、主治医によるリラクセーション指示書（希望内容、希望理由、診断名、治療経過・現在の症状、禁忌事項など）が外来に届くと予約が取れます。受診の際には、事前に、または受診当日に、ケ

アの概要、利用料金などを説明して、文書へのサインによる同意を得ています。

リラクセーションマッサージの施行方法

❶ 場所

ケアを実施する場所は、患者の身体状況にあわせて、外来診察室または病室となります。症状の緩和を目的としている場合には、移動が困難なため、病室への往診がほとんどです。ストレスの軽減など精神面への働きかけを目的としている場合には、病室から出て、外来という日常とは異なる場所でのケアが気分転換につながることから、外来での実施が多くなっています。

病室への往診の場合、多くの患者は個室に入室されていますが、多床室の場合には同室者に精油を使用することを説明し、了承を得てから開始します。同室の患者に迷惑がられたことはなく、むしろ芳香について好感をもたれています。

❷ 施術部位

ケアの開始時には、痛み、しびれ、だるさの有無とその部位など身体状況を確認し、患者と相談しながら施術する部位を決定します。

これまでに担当したケースにおいては、主訴として肩や腰背部の痛み、下肢の倦怠感や浮腫が多いため、実施する部位も肩、腰背部、下肢が最も多くなっています。上肢を希望される患者は少ないのですが、家族への指導を目的として、しばしば上肢のマッサージを行っています。

❸ 体位

施術時には、安楽な体位を確認し、それをもとに希望部位がマッサージできるように、枕なども使用しながら体位の工夫をしています。マッサージの間、同じ姿勢でいることが困難な場合もありますが、その際には途中で体位変換を行い、可能な限り施術を続けます。

❹ 精油

精油については、患者が苦痛を感じて改善したい症状があれば、その症状を緩和するために効果的な精油を選定しますが、基本的には患者の好みを優先します。希望がない場合には、施術者が症状にあわせて精油を選択し、その効能を説明します。香りを試してもらい、承諾が得られれば決定します。簡易のパッチテストを行い、安全を確認してから使用します。

最近、主に使用している精油は、オレンジ・スイート、グレープフルーツ、ベルガモット、真正ラベンダー、ローズウッド、フランキンセンス、ヒノキなどです。好みとしては、柑橘系を好まれる方が多く、そのときの状態にあわせて、単品で使用したり、ブレンドして使用したりします。

❺ 指導

家族の付き添いがある場合には、家族がマッサージを行うことについての意向を確認し、希望があれば指導を行います。終末期中

期以降の患者の場合には、家族とのかかわりを大切にするために、ケアへの参加を積極的に勧めています。

　指導の手順としては、まず手技や注意点などを説明しながら家族にマッサージを施術し、その後、家族と共に患者へのマッサージを行います。自分自身が心地よい体験をしたことが、患者にマッサージを行う際にも生かされているようです。簡単なものから段階的に進め、家族が手技を習得できるように援助を行います。受診が継続する場合には、そのつど患者の反応や手技を確認し、習得状況にあわせて再指導を行う、部位を拡大するなど、よりよいケアにつなげていきます。そして、マッサージ用オイルの使用希望があれば、購入方法やブレンド方法も紹介します。手持ちのボディクリームなどがあれば、それでも代用が可能であることも説明します。

　指導に際しては、患者が好む方法であり、家族の負担とならず、実施しやすく継続することができる内容になるように心がけています。

　また、病棟の看護師からの希望に応じて、看護師にも手技や注意点などを説明し、いっしょにケアを実施するなど、日々のケアに役立てられるように支援しています。

❻ スタッフ

　原則として、2人のスタッフでケアを行います。温めたタオルを用いた温罨法の併用、家族への指導など、患者へのマッサージ以外に行うケアもあり、短時間で効果的なケアの実施を目指しているためです。

　同一体位の持続が困難な患者の場合は、下肢の両側を同時に施術したり、背部と下肢を同時に施術するなど短時間で終了させる必要があります。終末期の患者では、複数のチューブ類が挿入されていたり、自力での体位変換が困難であることも多く、スタッフが2人いることが、安心で安楽なケアにつながると思います。

（柳 奈津子、長谷川由紀子）

臨床での
アロマセラピー
利用法

Part 3

Part 3

がん患者

1

　がんは早期発見や治療の進歩に伴い、生存率は向上しています。つまり、がんを患ったとしても、病気の体験を経て、がんと共に長期に生きていく時代に入ったと考えられます。しかし、慢性疾患的な側面をもちながら、治療に伴って身体面、情緒面からも、後遺症や限界、ボディイメージなどの変化をやむなくさせることも多いものです。

　がんを抱えて生活していくということは、このようなストレスフルな状況であるからこそ、身体的なトラブルへの対応を含め、リラックスできるような場が必要だと言えます。この意味で、具体的な症状緩和が図れ、さらにリラクセーションが期待できるアロマセラピーは、患者の生活をサポートする方法として有効な手段の1つであると考えます。

　生活者としてのがん患者に対しては、ゆったりと気持ちのよい時間をもってもらうことと同時に、具体的な症状や苦痛緩和を目的にアロマセラピーを行っています。本項では、がん治療や進行に伴う症状緩和への対応例を紹介します。

case 1 **乳がん術後でリンパ浮腫のみられる患者へのアロマセラピー**

❖ 事例紹介

　Aさん、60歳代、女性。左乳がん手術から2年が経過している。

　患側である左腕に「なんとも言えない感じ」があるという状況で、触れてみると、左腕肘関節付近の内側にややむくみのある感じと、同様に左の背中にももったりとしたような感触があり、両部ともに冷たさを感じた。乳がん術後に経験するリンパ浮腫と考えられたため、主治医と相談してリンパドレナー

ジュを開始し、局所の圧迫も併用したところ、左上肢の違和感は軽減された。しかし左腕の冷たい感じは残り、両側の肩コリ、首の張り感、背中全体の疲れ感があった。

❖ アセスメントと診断

　乳がん患者の場合、どうしても手術した側をかばうように生活していくことが多くなり、そのため、本来問題のない健側にも、疲労感を中心とした症状を訴えるケースがよくあるように感じます。

　この場合、指圧やマッサージを行うこともありますが、手術による傷がある場合はやはり控えてしまいます。また、リンパ浮腫の視点からみれば、マッサージを行うことが必ずしもよいとは言い切れない面もあります。現在、リンパ浮腫に対する最も効果的な治療法としては、複合的理学療法が推奨されています。複合的理学療法はエビデンスが明らかにされており、基本的にはセルフケアを目指していくものです。本来リンパ浮腫は、障害されたリンパ節の働きを他のリンパ節に代償させたり、全身のリンパの流れをよくすることを目的に行われています。しかし、セルフケアを行っているうちに、健側も疲れてしまうという声をよく耳にします。

　リンパ浮腫の軽減に対して、アロマセラピーは有効であると言われています[1]。また、アロマセラピーには心身の疲労や緊張を取り去る働きがあり、血液循環を促進し、筋肉の痛みやコリの原因となる乳酸などの疲労物質を体外に排出する効果もあります[1]。そこで本ケースに対しても、複合的理学療法の実施にアロマセラピーを加えてみました。

❖ ケアの実際

recipe

ラベンダー	0.15mL（3滴）
フランキンセンス	0.15mL（3滴）
スイートアーモンドオイル	20mL

　緊張した筋肉を解きほぐすとともに、精神的にもよりリラックスしてもらうために、アロマセラピー・マッサージで用いる精油は、個人の好みを踏まえ、鎮静作用のあるラベンダーと、血行促進作用のあるフランキンセンスを選択し、各0.15mL（3滴）をスイートアーモンドオイル20mLで希釈したもので行いました。この方法で精油を希釈すると、マッサージオイルの希釈濃度は1％程度となります。濃度が高すぎると、肌のトラブルになるなど問題が生じる場合があるため、注意する必要があります。

1. 背中へのアロマセラピー・マッサージ

　腹臥位で背中のマッサージを行います。背中全体にマッサージオイルを塗布したら、腰

表 1-1　血液循環を促進する前腕のツボ

ツボ	位置	効果
曲池	肘を曲げたときにできる横じわ。親指側のツボ	肩および上肢の痛み、頭痛、肩コリなど
尺沢	肘を曲げたときにできる横じわ。中央のツボ	上肢・上腕の痛み、四肢浮腫など
曲沢	肘を曲げたときにできる横じわ。小指側のツボ	咳、肘関節炎など
天井	肘頭の上、約2cm	片頭痛、背部痛など

から首、肩まで、手のひらを密着させて圧を加えながらなでることを繰り返します。

　肩先から首の付け根にかけては、ニーディング（揉捏法）を行います。背中全体では、15分ほど揉みほぐしていきます。

2. 上肢へのアロマセラピー・マッサージ

①片手で手首をもち、もう一方の手で肩口を

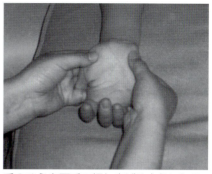

手のひらを両手で押し広げるようにして、指圧・マッサージを行う

図 1-1　手のひらのマッサージ

ゆっくり押圧し、上肢全体の軽いバイブレーションを行います。

②上肢全体にマッサージオイルを塗布したら、手先から肩へとエフルラージュ（軽擦法）を3～5回行います。

③前腕4つのライン（表1-1）をマッサージします。手首から肘に向かって行います。

3. 手のひらの指圧・マッサージ

　手のひらを両手で押し広げるようにして、指圧・マッサージを行います（図1-1）。

✤評価と考察

　アロマセラピー・マッサージ施術後、Aさんから「気持ちよかった」という感想が聞かれました。また、来院時には冷たかった手先が温かくなっていました。Aさん自身も、「身

体がポカポカして元気が出た気がする」と話していました。

　Aさんは、その後も定期的に施術に訪れています。自宅では、両肩を前後に回すことと、入浴後など血流のよいときに、末梢から中枢へなであげるようなマッサージを行うことを勧めました。

　リンパ浮腫については、本来、リンパドレナージュの施行が優先されるのかもしれません。しかしアロマセラピーによる血行の改善は、そこに相乗の効果をもたらすことにつながったように思います。リンパ浮腫のスキンケアにおいては、使用する化粧品なども自然原料を主成分とするものを選ぶようにすることが推奨されています[2]。この点においては、使用する精油や植物油がより信頼される質のよいものであることが必要であり、それを用いたマッサージはスキンケアにつながるものと考えます。

case 2　大腸がん術後で、強い下肢浮腫と腹水貯留のある患者へのアロマセラピー

❋ 事例紹介

　Bさん、60歳代、女性。
　大腸がん手術後に再発し、下肢の浮腫と腹水貯留で入院となった。両下肢は重く、ベッドの乗り降りもままならず、腹水の貯留による腹部膨満感から食事もなかなか摂れない状況だったが、本人も家族も食事が摂れれば家に帰りたいと望んでいる。

❋ アセスメントと診断

　血液検査では軽い貧血がみられましたが、生化学検査の数値に異常はない状況でした。腹部が張っているためか、ファウラー位でないと呼吸が苦しくなる感じもあると話します。リンパ節の切除により起こってくるリンパ浮腫と判断しました。リンパマッサージを十分に行うには、体位もとれない状況でした。

❋ ケアの実際

recipe

ラベンダー	0.15mL（3滴）
ジュニパーベリー	0.15mL（3滴）
スイートアーモンドオイル	20mL

　浮腫の軽減とリラクセーションを目的に、精油を選択しました。ラベンダー0.15mL（3滴）と、血行を促進し、むくみに効果のあるジュニパーベリー0.15mL（3滴）をブレンドし、スイートアーモンドオイル20mLで希釈しました。

1. リンパマッサージ

　リンパの流れを活性化し、アロマセラピー・マッサージの効果を高めるために、ま

ず頸部リンパ節をマッサージします。

次に、両腋窩をマッサージし、続いて体側をそれぞれ下肢のほうから腋窩に向かってマッサージします。この後、アロマセラピー・マッサージを行います。

2. 両下肢へのアロマセラピー・マッサージ

① 下肢全体にオイルを塗布し、両手を重ねて、足先から足の付け根までエフルラージュを行います。大腿部外側を、やや圧を変えて、膝部から足の付け根まで刺激します。
② 内踝の後ろ側から始め、脛骨と腓腹筋の間の溝を、足首から膝に向かって指圧・マッサージします。
③ 外踝の前方から始め、膝の下まで脛骨と前脛骨筋の間の溝を指圧・マッサージします。
④ 膝蓋骨のまわりを指圧・マッサージします。膝を軽く曲げ、膝の裏を両手の4指で指圧・マッサージします。
⑤ 膝上10〜15cmのところを両手で揉みほぐし、ふくらはぎまで下がっていきます。
⑥ 足の甲・裏をいっしょに両手でマッサージします。
⑦ 足首まわりにエフルラージュを行い、両踝周辺を両方の親指でほぐします。

3. 腹部へのアロマセラピー・マッサージ

① 腹部全体にマッサージオイルを塗布します。
② みぞおちのあたりから「の」の字を描くように、エフルラージュでやさしくなでます。
③ 人差し指、中指、薬指を使って、同じリズムで3回ずつ小さな円を描きながら軽く圧をかけ、刺激します。腸の走行に沿って、腹部全体を移動します。
④ もう一度エフルラージュを繰り返します。最後に、みぞおちに手のひらを10秒ほど置いて、終了します。

❖ 評価と考察

Bさんは、アロマセラピー・マッサージ施術中からウトウトされていました。終了して声をかけると、「途中からとても気分がよくなった。寝ているといつもは息苦しい気がするのに、それも違ってきます。本当にすごいですね。足を動かすのも楽になったような感じがします」と話しました。Bさんは、身体の重苦しいときには、自然にその部位をマッサージしていたそうです。今後は、その前に頸部や鎖骨部をマッサージするよう説明しました。

翌週にもう一度施術しました。2回目の訪室時にはむくみも軽減し、ベッドサイドへの移動もずいぶん楽そうになっていました。その後、Bさんは退院されました。

case 3　肝臓がん終末期で、瘙痒感の強い患者へのアロマセラピー

❦ 事例紹介

Cさん、50歳代、女性。

肝臓がんの終末期にあり、皮膚の黄染とともに強いかゆみを訴えている。医師からの説明を受けて入院し、「覚悟はしている」と話す。アロマセラピーは好きで、よく香りを楽しんでいたという。

❦ アセスメントと診断

自分の病状を知り入院生活をおくっているとはいえ、実際に出現している症状についてはつらいものがありました。そんなCさんが最も問題と感じていたのは、全身の瘙痒感でした。日中は面会者が訪れるのでなんとか気も紛れていましたが、夜になるとかゆみがひどくなるため、ほとんど眠ることができません。薬物の治療も行われていましたが、夜間のかゆみだけはどうにもならない状況でした。

肝臓は、体内にとって不要なものを解毒し体外に排出させていく臓器であり、この働きが阻害される肝臓がんの状況では、黄染は必ず起こります。そこで、もともと興味があったと話すアロマセラピーも併用できないものかと考えました。

❦ ケアの実際

recipe

> 🔒 メンタオリーブ油
> （ハッカ油＋オリーブ油）

かゆみに効果のある精油というとペパーミントなどが選択されますが、病棟にあるもので行えないだろうかという病棟スタッフの意見があり、便秘や腹部膨満時に使用しているハッカ油とオリーブ油を混成したメンタオリーブ油を用いてみることにしました。

バケツ半分程度の量の約40℃のお湯にハッカ油0.75mL（5滴）を入れて、両足をふくらはぎがつかるくらいまで入れ、バスタオルを掛けて約15分足浴を行いました。

❦ 評価と考察

施術時、「いい香りね。ハッカは好きよ。気持ちがいいわ」という感想があり、また、温浴をしているにもかかわらず、すっきりとした涼しさも話していました。これは、ハッカのもつ冷却作用によるものと考えます。約15分間の足浴が終わると、「お湯に入ってかゆみも違う気がする」と話し、その晩はかゆみも取れ、すっきりと眠れたそうです。一度の足浴でここまでよくなるとは思っていなかったとのことでした。お湯につかったのは足だけでしたが、背中や腹部などを含め、全身のかゆみがすっきりひいたそうです。

今後の課題

　アロマセラピーは、もともとは健康な人の体調維持や増進を目的とした補助的な療法で、リラクセーションや苦痛の緩和などが効果・効能となります。つまり、心身をリラックスさせることが知られています。今回のケースにおいても、実施前の患者の期待は、心地よさを得ることに重きがありました。

　しかし、看護師が行うことによる症状緩和に対する期待も併せもっています。ここに、看護師がアロマセラピーを実施する場合、ただなんとなく気持ちよさそうだという理由で行うのではなく、緩和をねらう症状に対しての効果がどうなのかを常に評価していく姿勢が問われているように思います。

　AさんBさん共によい結果を得た背景には、リンパの流れをよくするリンパドレナージュの基本動作を最初に行ったことにあると思われます。がん患者においては、Bさんのようにリンパドレナージュを十分に行うことが困難なケースもあります。このような場合、リンパの流れを意識したアロマセラピーが有効であることを示しているものと考えます。

　アロマセラピーに看護の視点が加わることの有意味性とは、医療者として、その方法になぜ効果があるのか、また、より効果的に行うにはどうすればよいのかを考え、科学的根拠に基づいて行うことにあると感じました。アロマセラピーは、エビデンスを追究して行うことで、より症状緩和の有効な手段となるものと考えます。

引用文献

1) 今西二郎：メディカル・アロマセラピー, p.176, 金芳堂, 2006.
2) 廣田彰男, 佐藤佳代子：乳がん・子宮がん・卵巣がん術後のリンパ浮腫を自分でケアする, p.42, 主婦の友社, 2008.

参考文献

1) 和田文緒：いちばん詳しくて, わかりやすい！アロマテラピーの教科書, 新星出版社, 2008.
2) 有藤文香：はじめての中医アロマセラピー, 池田書店, 2009.
3) 川端一永, 吉井友季子：医師がすすめる「デトックス・アロマセラピー」, マキノ出版, 2006.
4) 川端一永ほか：医師がすすめる「アロマセラピー」決定版, マキノ出版, 2008.
5) 今西二郎, 小島操子編：看護職のための代替療法ガイドブック, 医学書院, 2001.
6) 小山めぐみほか：特集 臨床で活かす！癒す！メディカル・アロマセラピー, ナース専科, 29(12)：56-74, 2009.
7) ディヴィッド・シラー, キャロル・シラー(岩田佳代子訳)：実践540 アロマセラピーブレンド事典, 産調出版, 2008.
8) 日本アロマセラピー学会看護研究会編：ナースのためのアロマセラピー, メディカ出版, 2005.
9) ジュリア・ローレス(今井由美子訳)：図解 アロマセラピー活用百科, 産調出版, 2003.
10) 兵頭 明監修：経絡・ツボの地図帳, 新星出版社, 2012.
11) 池上正治：「気」で観る人体―経絡とツボのネットワーク, 講談社, 1992.

（鈴木明美）

Part 3

終末期患者 2

終末期患者に対して、看護師は、死を迎えるまでのいま生きているその瞬間を大切にして、心も身体も共に落ち着いた状況で過ごすことができるようケアしています。特に、数週間または数日で死期を迎える終末期中期・後期の患者に対して、その大切な期間に、植物のすばらしい力（香り）を借りることによって心地よいひとときを過ごしてもらうことは、とても意義があることと思います。

ここでは、終末期中期・後期の患者にアロマセラピーを導入した事例を紹介します。いずれも、精神的に安定していた事例です。死を迎えるまでの間に、臥床に伴う腰背部の痛みや下肢の倦怠感などを軽減し、ひとときの心地よさを体感してもらうことを目的にしてアロマセラピーを実施しています。

また、患者に対して何かしてあげたいけれども、何をしたらよいかわからずにベッドサイドにいる家族もいます。家族もいっしょにケアを実施し、効果的であった事例についても紹介します。

case 4 体動に伴う苦痛がある患者へのアロマセラピー

♣ 事例紹介

Dさん、64歳、男性。喉頭がん再発、肺転移。

気管切開し、人工呼吸器を装着しており、日常生活動作は全介助である。体位変換に伴う苦痛があり、常に右側臥位だったが、右側大転子部周辺の皮膚に異常はなかった。腰背部の痛みが強く、下肢には冷感と足背の浮腫を認めた。

ケアの実施は10日間のうちの8日間で、最後の実施日の翌日、永眠された。

❋ケアの実際（表2-1）

recipe

- ❋ 真正ラベンダー
- ❋ グレープフルーツ
- 🔒 スイートアーモンドオイル

初日は、寝衣の上から軽くさすったり、指で押したりするマッサージを腰背部に行いました。アロマセラピーについては、方法や効果について説明し、前腕内側に2%に希釈した精油を塗布し、パッチテストを実施しました。

精油の好みについて、Dさんと毎日ベッドサイドにいる娘に確認しました。娘が「お父ちゃん、リラックスできるのがいいよね。どう？ 甘くない香りのほうがいいよね」と聞くと、Dさんはうなずきました。そのため、リラックスを促す真正ラベンダーと、循環を促すグレープフルーツを選定しました。ブレンドしたオイルの香りをDさんに嗅いでもらうと、手でOKサインを出しました。

翌日は、真正ラベンダーによる芳香浴をしながら、Dさんが希望した頸部から腰部へのアロマセラピー・マッサージを行いました。衣類の着脱にも苦痛を伴うため、寝衣の上からとしました。また、下肢の冷感が強く、足背に浮腫もあることから熱布足浴（図2-1）を実施し、植物油のスイートアーモンドオイルのみで下肢（下腿〜足部）のマッサージを行いました。

3日目、パッチテスト後48時間経過しても皮膚に異常はないため、熱布足浴後に精油を用いた下肢のマッサージを実施しました。すると、それまではうなずくだけだったDさんに、初めて笑みがみられました。娘も「こんなにうれしそうなお父ちゃんの顔、見たの久しぶりだわ」とうれしそうでした。

下肢の冷感や足背の浮腫は、ケアによって

表2-1 Dさんへのケアの経過（case 4）

ケア内容＼実施回数	1回目	2回目	3回目	4回目	5回目	6回目	7回目	8回目
腰背部マッサージ	○	○	○	○	○			
熱布足浴		○	○	○				
下肢マッサージ			○	○	○	○		
肩・頸部マッサージ						○	○	死亡
上肢マッサージ							○	

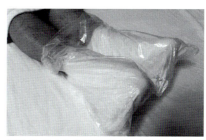

温めたタオルを足に巻き、ビニール袋で覆い、その上から掛け物をする。タオルは各2枚使用するほうが冷めにくい

図2-1 熱布足浴

わずかに改善される程度でしたが、ケアを受けることをDさんも娘もとても楽しみに待っているという状況でした。「お父ちゃん、今日もマッサージに来てくれたよ。よかったね」と娘の声も弾んでいました。Dさんは、体調がよければ笑顔で迎えてくれました。

ケアを始めて2週目になると、Dさんの全身状態は悪化していました。6回目のケアを実施した日には、体位変換をするだけでも苦痛の表情を浮かべるほどであり、体位変換がほとんどできずに仰臥位のまま1日中過ごしていました。しかし、このような状況でも、Dさんはケアを受け入れました。身体状況からさすることはせずに、仰臥位のDさんの腰の下に手のひらを差し入れ、指先で腰を圧迫する程度にしました。

死の前日、ケアを始める前に、触れることについて声をかけると、苦痛の表情もなくうなずき、肩や上腕部を指差しました。芳香浴を実施しながら、希望する部位を軽くさすりました。実施中も穏やかな表情でうなずいていました。

✤ 評価と考察

本ケースは、病棟の師長からの依頼により、ケアを実施した事例です。

精油を用いてマッサージする際、信頼できる安全な精油を使用し、濃度も薄いものを用いましたが、パッチテストを行うことにより安全性を確保することができたと考えます。精油を前腕の内側に塗布してから、その直後、皮膚から吸収されたと考えられる20分後、24時間後、48時間後に評価しました。そのため、初回と2日目には精油を使用せずにマッサージを実施しました。

精油を用いたマッサージは上肢および下肢のみでしたが、痛いところに手が触れるだけでも心地よいというDさんの状況から、寝衣の上からのマッサージでも十分効果が得られたと思います。Dさんの久しぶりの笑顔から、ケアによって苦痛が軽減したと考えられ、このことは毎日付き添う娘の気持ちも和らげることにつながったと考えます。

芳香浴は、効果を考えるとディフューザーのほうが適していたと思いますが、Dさんの周辺に医療機器類が多かったため、手軽に用いることができるアロマランプを適用しました。Dさんの頭部側のコンセントを用いたので、香りが届きやすかったようです。

また熱布足浴は、Dさんご本人からOKサインが出ていたので、気持ちがよかったのではないかと思います。熱布足浴は、お湯を使用する通常の足浴に比べて準備も片付けも簡単にできます。ベッド上で生活をし、体位変換が困難であったり、仰臥位を保持することが困難な終末期患者には適していると考え

ます。精油を用いたマッサージは、熱布足浴を併用することにより効果が高まるものと期待します。

case 5 家族と共に行い効果的だった終末期患者へのアロマセラピー

❖ 事例紹介

Eさん、42歳、女性。子宮がん再発、肺転移、骨転移。

呼吸困難があり、酸素を使用している。骨転移のため歩行できず、日常生活動作はすべてベッド上で行っていた。夫は休暇をとり、息子（小学2年生）と娘（小学5年生）は夏休み中のため、毎日面会に来ていた。

ケアの実施は、8日間のうちの3日間だった。

❖ ケアの実際

recipe

❋ ベルガモット
🔒 スイートアーモンドオイル

Eさんは臥床に伴う肩〜背部の痛み、下肢の倦怠感があり、初回は、芳香浴と植物油のスイートアーモンドオイルによるマッサージを実施しました。Eさんは柑橘系の香りを希望したので、芳香浴にはベルガモットを使用し、併せてベルガモットのパッチテストも行いました。マッサージ終了後、Eさんが「あー、楽になった。毎日でもやってほしい」と言うと、夫が「見ていてだいたいわかったから、毎日やってやるよ」と返事をしていました。そのため、軽くさする方法について夫に簡単に説明しました。

2日後に訪室すると、Eさんから「夫がやってくれたのはよかったけど、看護師さんのとは全然違うのよね」と反応がありました。パッチテストに問題なかったことから、ベルガモットを使用し、側臥位のまま肩〜背部、下肢のマッサージを実施しました。その後、夫への指導を目的として、ポイントを説明しながら上肢（前腕〜手）のマッサージを夫に実施しました。そして夫と共に、Eさんの上肢のマッサージを左右同時に行いました。「あー、気持ちいいよ。ありがとう」とEさんが幸せそうな表情で言うと、夫も満足そうな様子でした。また、マッサージの手技だけでなく、精油の購入方法や取り扱いなどについて説明し、家族がいつでも精油を用いたマッサージを実施できるようにしました。

上肢のマッサージの指導中には、それまで本を読んでいた娘がそばに来て、興味深そうにじっと見ていました。息子は、毎日面会には来ているものの、常にゲームや本に夢中で、マッサージには興味を示しませんでした。

それ以降は、夫と娘が上肢のマッサージを

毎日実施していました。翌週、Eさんの全身状態は悪化し、自力では動くこともできない状況になると、息子が毎日上肢のマッサージをするようになりました。夫が慣れてきて、下肢のマッサージも実施するようになり、それもとてもよかったようでしたが、息子がマッサージをしてくれたことが、Eさんにとってはとてもうれしかったようでした。この3日後、Eさんは永眠されました。

❀ 評価と考察

　上肢のマッサージは、寝衣を脱がさずに手軽に実施できるばかりでなく、下肢に比べて実施者が患者の顔の近くに位置するため、表情の観察やコミュニケーションがとりやすいと言えます。そのため、夫がEさんのそばに寄り添い、Eさんの様子を見ながら実施するのに最も適していたのではないかと考えます。夫に指導をしたことは、この家族にとって効果的であったと思います。終末期であるEさんのために何かできることはないだろうかと、夫と娘は「何か」を探していたのでしょう。精油を用いたマッサージによって、Eさんの苦痛が軽減することがわかり、探していたものをみつけることができたのではないかと思います。家族が心を込めて行ったマッサージは、家族の絆を深め、Eさんの心身と家族の心を癒したことでしょう。

　これまでにも、家族の意欲があればマッサージの方法や精油の用い方を説明し、いっしょにケアを実施してきました。しかし、母親とどう接してよいかわからず、そばにもあ

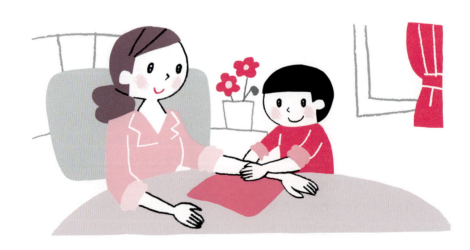

まり近づかなかった息子が、母親の死期を察し、自分にもできそうなマッサージを通して母親とのひとときを過ごすという体験は、非常に価値あることです。

　この事例を経験した以降、終末期の患者をもつ家族に対しては、積極的に指導を実施しています。

case 6　施術する場の環境を生かして行ったアロマセラピー

❖ 事例紹介

　Fさん、55歳、女性。卵巣がん再発、がん性腹膜炎。趣味はガーデニングで、植物が好きで、香りへの関心も高いようだった。

　腸閉塞の治療のため入院しており、腹部の膨満感、下肢の浮腫に伴う苦痛を緩和する目的でマッサージの希望があり、週1回、ケアを実施していた。1か月後に退院したが、その1か月後に腸閉塞の症状がみられ、再び入院となった。再入院後は、全身の倦怠感、下肢の浮腫に伴う苦痛のため、排泄以外の日常生活動作はベッド上で行っていた。再入院後、3週（3回）マッサージを実施し、最後の実施日の2日後に永眠された。

　以下では、3か月かかわったうちの再入院後3回のケア実施に焦点を当てて、紹介します。

❖ ケアの実際

1. 1回目

- ローズウッド
- グレープフルーツ
- スイートアーモンドオイル

　前回の入院時や外来通院中は、外来診察室でマッサージを実施しました。精油はFさんの好みにあわせて、グレープフルーツ、オレンジ・スイート、真正ラベンダー、ローズウッド、ヒノキ、サイプレスを2種類ブレンドして使用しました。Fさんは香りへの関心が高く、毎回香りを確認して、その日の体調や気分にあわせた精油を選んでいました。

　再入院後は、病室でマッサージを行いました。病室は個室であり、いくつかのバラの花が飾られていました。Fさんが自宅の庭で手入れしていたバラを、家族が届けてくれたものでした。バラの存在を生かすため、精油の選択はローズウッドと柑橘系を勧めたところ、Fさんはローズウッドとグレープフルーツを選びました。

　腹部の膨満感があるため、体位は仰臥位のまま、腹部と下肢のマッサージを実施しました。下肢は、大腿後面や足背の浮腫が著明であり、大腿後面は、膝関節を屈曲してエフルラージュ（軽擦法）を行いました。開始時は冴えない表情でしたが、実施中に次第に表情

が和らぎ、バラが好きで、自宅にバラがあり手入れしていたことなどを話してくださいました。終わる頃には、「やってもらってよかったです。気持ちいいです。やっぱり足の感じが違いますね」と笑顔がみられました。

2. 2・3回目

recipe
> 🌼 オレンジ・スイート
> 🔒 スイートアーモンドオイル

翌週、病室に入るとバラの香りが漂い、芳香浴が楽しめるような状況でした。ベッドサイドには、バラ仲間の友人などが届けてくれたというたくさんのバラの花がありました。そのため、バラの香りを生かして精油を用いないことも考えましたが、Fさんと相談してオレンジ・スイートのみの使用としました。前半は、時折笑顔を見せながら、バラの種類、色、形、香りなどの話をされていましたが、後半は、やや疲れたのか、閉眼してマッサージを受けていました。終了時、「気持ちよかった」と微笑んでいました。

3週目に訪室したときには、前週に比べて衰弱が著しくなっており、表情もこれまでには見ることがなかった沈んだ表情でした。家族が「マッサージが気持ちいいので、いつも楽しみにしているんですよ」とFさんに声をかけると、笑顔で返してくれました。しかし、つらい部位を尋ねると、「足。体全部」と返し、ほかに言葉はなく、苦痛が強いことが推察されました。

オイルは、Fさんに確認のうえで前回同様とし、露出が可能な部位は、オイルを塗布する程度に極めて軽くさすりました。身体の向きを変えることも困難な様子であり、肩背部から腰部にかけては、仰臥位のままで背面から手を差し入れて、指先を曲げて軽く圧迫するようにして触れました。苦痛がないように工夫しながら、ほぼ全身に手が触れるようにしました。言葉はなく閉眼して施術を受けていましたが、終了すると「また、お願いします」とだけ話されました。そして2日後に永眠されました。

❋ ケアの評価

精油の選定において、本人の好みの香りを尊重することはもちろん大切なことです。しかし、バラが好きだから、バラがあるから、それにあわせてローズ・オットーを使用するのではなく、そこにあるバラの香りを生かすことも大切です。今回の実施において、バラが病室にあること、バラの香りがあることを生かした精油の選定をすることができ、Fさんの好みにも合致していたと思います。Fさん本人も当初からローズ・オットー希望することはありませんでした。バラが好きだから

こそ、好きなバラの香りがあったのだろうと思います。香りの好みだけではなく、施術する場の環境を生かした（考慮した）ケアも重要であることを、改めて考える機会となりました。

痛みがある部位のケアについては、痛みがあるから触れてほしくないことも多いと思います。しかし、痛いからこそやさしく軽く触れると、痛みを和らげることにつながります。そのことを実感した事例でした。

前回の入院時から、家族にマッサージの方法を指導していたので、家族が毎日、手や足などをマッサージしていました。家族の手が届かない部分もあり、身体全部がつらいという状況において、ほぼ全身に触れることの価値があったのではないかと思います。

＊

死を迎えようとしている患者にとって、最期のとても貴重な時間を大切な家族と共に過ごすということは、何よりも重要なことです。しかも、その時間のなかで、直接、家族が皮膚に触れることにより、結果的に患者本人も家族の皮膚に触れ、温もりを感じ取ることができます。精油を用いたマッサージを通して心地よい香りに包まれ触れ合ったことは、患者本人にとっても家族にとってもすばらしい思い出になるでしょう。そのことはまた、患者を看取った遺族の心を癒すことにつながるのではないかと思います。

終末期には、薬物では取り切れない苦痛があります。精油を用いたマッサージは苦痛のある身体にアプローチしていきますが、それにより一時的であったとしても身体的な苦痛が軽減され、精神的にも影響を与えることが期待できます。好ましい香り、触れられたことにより感じる温かさ、触れた家族や看護師の存在は、安楽・安寧を促す援助として、あらゆる対象者に有用であると思います。特に終末期の患者では、患者自身にも効果的なケアであり、家族に与える影響も大きいと言えます。精油を用いたマッサージは、最期を看取る看護として必須のケアだと考えます。

参 考 文 献

1）ロバート・ティスランド，トニー・バラシュ（高山林太郎訳）：精油の安全性ガイド 上巻，フレグランスジャーナル社，1996.
2）川端一永ほか編著：臨床で使うメディカルアロマセラピー，メディカ出版，2000.
3）ワンダー・セラー（高山林太郎訳）：アロマテラピーのための84の精油，フレグランスジャーナル社，1994.
4）日本アロマセラピー学会看護研究会編：ナースのためのアロマセラピー，メディカ出版，2005.
5）山崎 潤ほか：アロママッサージの施行効果について（評価基準を用いた精油効果の検討）第1報 手に対するマッサージの効果，日本アロマセラピー学会誌，3(1)：29-37，2004.

（柳 奈津子）

Part 3 精神疾患患者

　アロマセラピーについて記述する前に、精神医療における治療について考えてみます。精神医療の対象者は、狭義の疾患ばかりではなく、パーソナリティ全体に及ぶものです。そこでは疾患の治療のみならず、パーソナリティの成熟や自律性の向上といった目標もあるでしょう。患者の病態水準にあわせた治療が望まれることは言うまでもありません。

　ここでは、精神医療のなかでも精神分析理論を背景とした理解が得られる部分について記述を行い、次いでアロマセラピーとしての臨床考察と記述を行いたいと思います。

精神医療における精神分析理論について

　岡野の『新しい精神分析理論』[1]で紹介されているストレンガー（Strenger, C.）の著書『Between Hermeneutics and Science（解釈学と科学のはざまで）』[2]には興味深いことが語られています。著者の研究とリサーチによると、いろいろな療法のなかでこれが特にすぐれているといった療法はなく、精神療法家たちがさまざまな「技法」を用いようと、結局有効なのは、その技法を用いている治療者と患者の間の人間的なつながりであるようです。つまり、ある「技法」という型を用いても、結局は人と人とのダイナミクスに動く関係性のなかに何が生まれていくのか、というところに行き着くということです。また、「治療とは意味の生成である」という治療的価値観も、精神分析理論ではよく語られるところです。

　精神分析家のウィニコット（Winnicott, D.W.）は、関係性について、「母親との関係の

なかに自分が1人でいられる能力を発達させるもの」[3]と記述しています。また「主体が対象とどうかかわりながら発達していくのか」[4]を関係性のなかで述べています。

関係性のなかで治療を考えていくということを視点にするならば、アロマセラピーもまた同じような視点をもつべきではないか、と思います。「この精油には○○という効能があるので、治療的効果がある」というものだけではないと感じます。精油を媒体とした患者と精神療法家との営みのなかに、何が生じて、それをどのように理解するか、そして、どのような技法を用いるのかを考察することが大切なのです。

精油を否定しているのではなく、精油があればこそ、なのだと思います。このパラドキシカルな精神療法家の態度に想いを向けることも大切です。共に同じ香りを感じている場面でも、お互いが同じ想いを抱いているわけではありません。ただ、この「場面」にいて体験しているのは（もしくは体験させられているのは）患者と精神療法家です。この「場面」については後述しますが、こうしたダイナミズムをどう捉えて臨床的に考えていくかが大切なのです。それは、動いているもの、滞っていることをそのままにみていくものだと思います。

病態の理解について

精神医療では、患者の病態の自我機能を推し量ることによって理解していきます。心理検査としては、ロールシャッハテストやバウムテスト、風景構成法などによって自我機能状態を推し量ることが可能です。さらには、より主観に傾くかもしれませんが、患者と話をしていて得られる情報、たとえば患者の態度、表情、話の内容、話し方なども、患者の自我機能状態を推し量る手助けとなります。

また、患者が表現する主観的症状、周囲から観察できる症状をもってDSM（Diagnostic and Statistical Manual of Mental Disorders）などで診断し、病態を決めていくという方法もあるようですが、これはフローチャート式にすぎる使い方をしてしまうと手順が前後になってしまうのではないかと感じています。診断は治療を始めるうえで大切なことですが、病態に沿った治療法を選択していくためにも、病態にはスペクトラムがあることを理解しておくことも大切でしょう。

医師の診断見解とともに、看護師として、また臨床アロマセラピストとして治療を始めるうえで、患者の病態を理解していこうとする営みと診断は大切です。

DSM診断基準作成にも参加したカーン

表 3-1　人格病理の三水準

	神経症人格構造	境界人格構造	精神病人格構造
自我同一性の獲得	あり	なし	
防衛機制レベル	抑圧	分裂	
現実検討能力	あり		なし

バーグ（Otto F. Kernberg）[5]が提示した「人格病理の三水準」を参考に、自我機能を推し量るうえでの3つのポイントを表3-1に示します。臨床上はこのようにきっちり分けることが困難な場合も多いと感じていますが、「自我同一性の獲得」「防衛機制（心的機制）レベル」「現実検討能力」をみていくことは大切なことだと思います。

治療構造について

❖ 精神療法とアロマセラピーの共通要素

先に「場面」として記述したことの考察です。精神療法という技法には、治療目標、治療機序、治療過程、治療技法、治療構造といった共通要素があります。筆者は、この5つの技法はアロマセラピーにも同じことが言えるのではないかと着目しているのですが、治療構造について考察されることは少ない印象です。しかし、実際の臨床では、前述したように、それが行われる場がどの程度に保証されているかに目を向けることが大切になってくるでしょう。

治療構造について、小此木は以下のように記述しています。「治療構造はセラピスト－クライエント関係を継続的に規定する諸条件と要因から成り立っております。治療構造論はそれぞれの治療構造のあり方に即して心的な現象を理解する方法論であるということです。」[6]

また狩野は、「治療構造とは共有された現実であり、治療関係の交渉形式であり、一度できあがるとそれが私たちを心理的に支配するものである。このようなさまざまなことに規定されて発生する現象を心理学的に認識し、『いま・ここで（Here and Now）』起きていることの脈絡を考えていこうとする営みが治療に寄与するものである。何をどのように構造化するのか、を検討することが大切である」[7]「治療構造を維持するということは、現実原則の維持という根源的な意義をもつことになります」[8]と述べています。そして狩野は、構造化することの目的について、患者と

治療家の関係性の質と量を推し量りつつ、治療の場の一貫性を提示し、また空想と現実の区別を提示することであり、さらにそこで行動化が生じた際には構造化された場のなかでその意味を考えていくことを目的とする、ということも語っています。

✤ 空間的治療構造

1. 施術室の広さ

施術室の広さをどの程度にするか、これ1つだけとっても悩ましいところです。個人オフィスで施術するのか、医療機関内で施術するのか、の違いによっても、治療に影響が出てくるものだと思います。

ともあれ、精神療法家の置かれている状況を療法家自らが知っていることは、治療上の機能を低下させないためにも大切なことでしょう。

2. 施術室内の空間的配置

施術室内に置くものの空間的配置にも気を使うところです。視覚によって心理的に起こってくることの影響を考えてみることも大切です。

✤ 時間的な治療構造

1. 治療期間の設定

施術の期限を設定するのか（focal therapy、short therapy、time limited therapy など）、期限を設定せずに行うのか、おおよその検討をつけて患者と契約していくことが大切です。

2. 施術時間の設定

3. 施術頻度

どの程度の施術頻度で治療契約を結ぶかは

> **memo**
>
> **空間的治療構造の1例**
>
> 筆者は以前、空間的治療構造について意見を求められたことがあります。ある病院で、看護師が就業時間後に患者にアロマセラピーを施術できるよう院内に部屋を設けたところ、はじめはめずらしさもあって来訪者がいたそうですが、いまは全くないとのことでした。
>
> 部屋を見せてもらい、なるほど…と思いました。部屋を必死につくったことは理解できましたが、スチール製のグレーの事務机と同様のイス、病院用の棚に置かれた施術用のタオルやアロマセラピーのオイル類、仕切りもすべて、病院で使用されているものをそのまま持ち込んだようでした。
>
> 筆者は、「このような空間でアロマセラピーの施術を受ける側に立つことを考えてみてはどうですか」と提案しました。
>
> もう1つ付け加えるならば、看護師の就業時間後に患者が施術を受けに来るというシステムについて、時間的な治療構造の点からも考えなければならないと思います。

大切なポイントです。毎日なのか、週1回なのか、月1回なのか、また随時オンデマンドを受け入れるのか、考えられることはたくさんあります。

❖ 内的な治療構造

精神療法家が大切にしていることと同じで、なるべく中立的でいること、受け身の態度でいること、患者の身体や言葉からうかがえるメッセージに耳を傾けること、などがあげられると思います。

臨床からの考察

case 7　理想化対象への過度な同一化がみられる患者へのアロマセラピー

❖ 事例紹介

Gさん、50歳代、女性。自己愛性パーソナリティ障害。

❖ 精神療法からアロマセラピーに至るまで

Gさんは、自己愛の傷つきから、理想化対象への同一化という防衛機制をもつ方です。内的対象が非常に不安定で、自己愛として①自己（self）、②女性性（gender、sexual）に敏感で、構造化したときや、セラピストとの関係性がある一定の関係からはずれたときにとても不安に陥り、具体的には約束の時間に「遅れる」という行動化となったりします。

アロマセラピーに至る経過としては、当診療所内にアロマセラピーの開設準備室を設けた時点で、医師からアロマセラピーが始まることを聞き、施術開始となり、現在7年目に入ります。現在も、精神療法、アロマセラピー、頓服としての薬物療法を継続中です。

医師から、過度な解釈はGさんにとって「消化不良」となり、acting outが増して、不適応が募るばかりということを聞いているため、アロマセラピストとして、「ここはこうですよ」という態度を表在化させないことに留意しつつも、セラピストとの関係性を育めるような構造を考えながら施術を行っています。逆説的にも思われる治療技法とそれを支える構造化ですが、それがGさんにとっての「見えないようで見える」治療構造と考えています。

❖ 経過

施術自体は当初は2週間に1回でしたが、経済的なこともあり、現在は3週間に1回、40分という契約をしています。また、1年半ほど前から筆者がアロマセラピーの個人オフィスを開設したことから、「一度そちらに

行ってみて、自分でどちらにするか決めたい」という要望があり、現在はオフィスのほうで施術を継続しています。

　ここで大切なのは、Gさんのように対象関係のあり方に非常に敏感で不安定に陥りやすい方の場合は、医師が行っている精神療法からの情報が必要だということです。Gさんとの付き合いは7年にもなりますが、セラピスト1人のアロマセラピーのみの療法では無理な症例と感じています。幾度か関係が崩れかかりながらも、そのつど筆者は医師からのスーパーバイズを受け、現在に至っています。

❖ 施術の様子と評価・考察

　アロマセラピー施術の日は、玄関でおきまりの挨拶「こんにちは、やっと来ました」（「やっと来た」というのは、今日の日が来たという意味が含まれている）をした後、部屋へ案内します。「今日は何系の香りがいいですか」というのが合言葉になり、Gさんは初めてホッとした表情をみせます。「温かい感じかな」と言ってニコッとすると、アロマセラピーの開始となります。ほとんどが上半身の背面で、精油のブレンドは本人の言葉を尊重し、セラピストがブレンドをします。

　ここでは、最初の「おきまり」の言葉が大切になっているのだと思います。治療構造はその一貫性を伝えるものでもありますから、彼女のような内的対象が不安定で、かつ自己感も揺らぎやすい患者には、構造が外的にも内的にも一貫しているということ自体が治療的と考えます。

　Gさんの身体の状態だけでなく、セラピストの状態も浮き彫りになってくる時間です。相手に過度な解釈もせず、流れにまかせながらも、Gさんが語る言葉の意味を拾っていく、そんな営みの時間が流れていきます。ここには、セラピストの内的な構造として、ポジティブなパーソナル機能と、中立的であろうとする想いを背景としたスクリーン機能を提示し続けることが大切です。つまり、Gさんがいまの生活を続けていくために、アロマセラピーがいままで受けた自己愛の傷つき（body、mind）にどう影響したのかを考察する必要があります。

　ある施術の際、背面のアロマセラピー・マッサージ中に「足が苦しくて…（Gさんは足に後遺症をもつ）」と訴えがあったので、「マッサージどうしましょうか」と聞いたところ、「お願いします」と返答がありました。時間をみながら、両下腿に触れることを伝えてマッサージしたところ、「気持ちがいい」と語り、静かな時間が過ぎました。そして、マッサージ後に「子どもの頃から、痛いと言えば母親がさすってくれた。でもそれは、病気をもった子どもの足をさすっているとわ

かって嫌だった。でも今日は違ったんです。本当に気持ちがよかった、触ってもらえるという感じが…」と語っています。

　これが、医師が言う「施術において、無理な解釈をせずに」Gさんのbodyとmindに触れた機会となりました。つまり、あのとき「なぜ痛いのですか」などという言葉は必要なく、Gさんのもつ自己愛の傷つき、女性性を知ってマッサージがとり行われたこと、また、過去の傷となった部分を他人に知ってもらうことが許されたという現実や、Gさんの生活を邪魔しないというアロマセラピーの構造化が、Gさんに寄与できたことと考察します。患者は、自らの人生に起こったことをセラピストとの関係性のなかにおいて自ら考え、想い、感じる、といった情緒的営みを続けていくものと思います。

　Gさんは現在、施術の予約時間に遅れてくることがあります。事前に連絡が入ることもありますが、かなりの遅れの場合は、こちら側の理由をお伝えし、キャンセルしていただくこともあります。そういうとき、「明日でもいいから…」と言われることもありますが、過度に患者の気持ちだけを受け入れるのではなく、セラピストとして、医師からスーパーバイズを受けていることにもう一度立ち返りながら、行っている状況です。

case 8　「顔が醜い」という被害妄想をもつ患者へのアロマセラピー

✤ 事例紹介

　Hさん、30歳代、男性。統合失調症。

✤ 精神療法からアロマセラピーに至るまで

　Hさんは、精神病的破綻としての妄想的解決を主な心的機制にもつ方です。10歳代後半に統合失調症を発症し、思春期相談を経て、医療機関を受診しました。「顔が醜い」との被害妄想のもとに引きこもりの生活が続きますが、当精神科診療所の医師の治療が開始され、薬物療法・精神療法にて軽快し、外来受診を継続していました。しかし、自己のもろさは言語化できないでおり、医師もあえて触れずに外来が継続されていくなかで、Hさん自らアロマセラピーの希望をしてきました。

✤ 施術の様子

　はじめは「アロマセラピーやってほしいんだけど、背中さぁ日焼けの痕で汚いのね。顔がいいなぁ」とフェイシャルトリートメントを希望してきました。それから数か月に1回ですが、30分のフェイシャルトリートメントを継続しています。精油の選択は「あんまり甘くない香りね」と語ってきます。

❖評価と考察

　この、いままで言語化されてこなかった「醜い」と言っていた部分のトリートメントを希望することの、アロマセラピー的考察が重要ではないでしょうか。疾病が治癒したわけではありませんが、忌み嫌っていた顔（自己）に、病的なこだわりをもつとしてもケアを受けたいという想いは、それまで被害的な内容の妄想に没していたHさんにとって、少しずつ表に出るなどして（彼なりのやり方ですが）自分を大切にしたいという陽性の治療的願望と考察します。そこに現実的な治療構造があることの大切さを感じています。妄想的思考に陥りやすい自己が、現実的な一貫した治療構造によって病的破綻から逃れることにつながるからです。

　ただし、Hさんの病態を考えて、オンデマンドを取り入れる緩みをもたせた治療構造を提示しています。セラピストと患者の関係性としては、病的なものも浮上しつつ、一方で陽性の健康的な側面も状況として形成され、今日まで続いています。

　病的な側面も健康的な側面も治療構造を考察しつつ構造化することにより、Hさんは統合失調症を抱えながらも現実に踏み出しました。現在は、Hさんの時間が許す範囲でアロマセラピーを行っています。これも治療の1つではないかと思います。

精神病圏の疾患を有する患者へのアロマセラピー

❖事例紹介

　Iさん、20歳代、女性。統合失調症。

❖精神療法からアロマセラピーに至るまで

　Iさんは、精神病的破綻としての解体を主な心的機制にもつ方です。十数年前に妄想・幻覚にて発症し、医療機関を受診して統合失調症と診断されました。やや状態が不安定で、両親に付き添われて当精神科診療所を受診した際に、アロマセラピーを希望されたので予約を行いました。

❖施術の様子

　翌日、アロマセラピー・マッサージを施術しました。Iさんは解体的破綻がみられ、同時期に精神病をもつ親類が家に外泊することなども重なったためか、やや不安定な時期であり、どこまでアロマセラピーでカバーできるものなのか、技法はどのようなものが適切かなど、構造化を考え直す症例となりました。

　まず、Iさんと両親に施術について説明し、トリートメントルームを案内しました。そして、Iさんが希望した柑橘系の精油をブレンドし、40分の施術を行いました。

翌日、Iさんは「昨晩から、着脱行為があったり、落ち着かない。眠りにも入れないようだ」とのことで、両親とともに精神科外来を受診しました。すぐに医師の診察と薬物療法が行われ、入院することなく外来で回復となりました。

❖ 評価と考察

ここで考えなければならないのは、まず、アロマセラピー施術後になぜ破綻したのか、ということです。精神病レベルの患者がアロマセラピー・マッサージを受けるということは、リラックス状態となり、自らを相手に委ねるということを意味すると同時に、「自らを失う」という体験にもつながる可能性があるということです。他者を信じて心身を委ねることの困難さを精神病圏の方々は抱えているのではないでしょうか。

Iさんは治療を受けて回復しましたが、精神病レベルの患者のケアは、他の療法と複合的に考えていく必要があるのではないかと感じます。つまり、精神病圏の疾患を有する患者の場合は、アロマセラピーだけではなく、他の療法との医学的連携をもつことが大切と考えます。

本事例は、外来を有する精神科診療所内の主治医のいる環境であったため、このような経過をたどったわけですが、精神科医療施設と連携をもてない個人オフィスや施設でのアロマセラピーを考えた場合、後方支援もしくは連携を医療的にどう考えていくのかを学びました。

まとめ

主に精神分析的理論を背景として精神医療の一端を説明しつつ、臨床でのアロマセラピーが治療の一端を担う場面の症例を提示し、記述してきました。そこには、アロマセラピーの利点と注意点があり、それぞれを認識しつつ、治療の一端を担うことの大切さを感じています。

筆者が精神科診療所の医師と精神療法を続けてきたこの十数年の間に、数多くの精神疾患を有する患者にかかわりました。その経験のなかで、「この精神疾患にはこの精油が効能があった」というだけではなく、精油を媒体としてアロマセラピーが精神医療のなかでとり行われている現状をお伝えしたいと思いました。ですので、精油の成分・効能はもちろん大切ですが、今回は、どのような精油が効能があったかなどについてではなく、筆者がいままで行ってきたアロマセラピーの症例と考察を記述しました。

当診療所の外来では、トリートメントを受

けなくても、「家で使用したい」「すっきりしたい」「ホッとしたい」「少しでも眠りの助けにしたい」と、多くの患者が精油を購入されていきます。待合室とトイレはいつも芳香浴をしていますが、待ち時間がどうしても長くなる当診療所では、「香りを嗅いでいるだけでも違う」「今日はいつもと違う香り?」などと声をかけてくれる方々がいます。ここでも、精油を媒体とした医療が展開されています。

アロマセラピーが治療技法の1つとしてあり続けるためには、精油や基本的な施術について理解することが大切です。しかしそこにとどまらず、複合的な治療の一端を担っていることをアロマセラピストが自覚しつつ、施術することがより治療的になるものと考えます。

また、自身の「精神看護学」教育では、アロマセラピーの講義を通し「触れる」という体験から、自己と対象者の「感情」について考える教育を行っています。「人」と「人」との関係が存在する医療職において、これらの講義は「手」を使う技術的なものばかりを教授するにとどまりません。精油を用いて「香り」を感じ、触れる・触れられるという体験から、その関係性に湧き上がる「感情」について考える機会となっています。学生時代に培う「手」と「心」のアロマセラピー教育は、臨床へ出る前の「アロマセラピー入門」の1つになっていると考えられます。

引用文献

1) 岡野憲一郎:新しい精神分析理論 米国における最近の動向と「提供モデル」,岩崎学術出版社,1999.
2) Strenger, C.: Between Hermeneutics and Science: An Essay on the Epistemology of Psychoanalysis, International Universities Press, Inc, 1992.
3) Winnicott, D.W.(牛島定信訳):情緒発達の精神分析理論―自我の芽ばえと母なるもの, p.21-31,岩崎学術出版社,1977.
4) Winnicott, D.W.: The use of on object and relating through cross identifications. In Playing and Reality, p.86-94, Basic Book, 1971.
5) Otto F. Kernberg(岩崎徹也訳):Borderling conditions and pathological narussism Jason disorders(人格障害の分類のための精神分析的なモデル),牛島定信,福島 章責任編集:人格障害,臨床精神医学講座7,中山書店,1998.
6) 小此木啓吾編著:精神分析のすすめ―わが国におけるその成り立ちと展望, p.136-149,創元社,2003.
7) 狩野力八郎:精神分析的精神療法の基礎―総論 精神療法の過程, p.24-30,東北精神分析セミナー,2009.
8) 狩野力八郎:精神分析的に倫理を考える,精神分析研究,50(3):191-203,2006.

参考文献

1) 狩野力八郎:患者理解のための心理学用語,ナース専科,11月臨時増刊号,1997.
2) 八巻明美:精神科領域におけるアロマセラピーの活用の実際―精神科外来併設アロマセラピールームの現状から,こころケア,9(2):115-121,2006.
3) 八巻明美:通所サービスに活かすアロマセラピー,通所介護&リハ,5(1)-6(6),2007-2008.
4) 八巻明美:精神看護とアロマセラピー,日本アロマセラピー学会看護研究会編:ナースのためのアロマセラピー, p.156-163,メディカ出版,2005.

(八巻明美)

Part 3-4 高齢の患者

[精油] 柑橘系 ❋ 樹木系 ● フローラル系 ❋ ハーブ系 ● オリエンタル系 ❋ 樹脂系 ● スパイス系 ● [植物油] ● その他の基材 ●

　群馬大学医学部附属病院で開設しているリラクセーション外来では、入院中の患者を対象に、依頼を受けてアロマセラピーを含むマッサージを提供しています。外来業務に携わるなかで、高齢者である患者へのアロマセラピーが有効であった事例を経験しました。患者はそれまでアロマセラピーの経験はなく、また知識もありませんでした。しかし、なじみのある香りを使用することや、マッサージというケアに取り入れていくことでとても身近なものとなり、症状緩和に有効でした。ここではその2例を紹介します。

case 10 しびれと倦怠感がある患者へのアロマセラピー・マッサージ

❋ 事例紹介

　Jさん、60歳代、男性。呼吸器系疾患。

原疾患に伴う右上肢しびれ感、倦怠感に対し、鎮痛剤等を使用しているが、右上肢症状のみ残存しているため（他の部位に関してはコントロール良好）、医療者に勧められてリラクセーション外来を受診した。

　特記事項：鼻カテーテルからの酸素投与あり。胃瘻造設あり。右上肢の疼痛、しびれ感による不眠あり。

❋ アロマセラピー・マッサージの実際

1. 1回目

> ❋ グレープフルーツ
> ● グレープシードオイル
> 施行部位：両上肢、背部
> 体位：左側臥位 → 右側臥位
> 精油の好み：なし

　Jさんは、車イスで妻に付き添われて受診となりました。到着時に悪心がみられ、受診

の少し前まで胃瘻からの注入を行っていたとのことでした。アロマセラピーの経験はなく、精油の使用やマッサージの施術について確認すると、「香りがしても大丈夫。使ってもらいたい。マッサージもやってもらいたい」という返答でした。そのため精油の選択は、強壮作用、刺激作用が期待でき、またJさん自身が好まれた柑橘系のグレープフルーツとしました。植物油については、使用感からグレープシードオイルを選択しました。

妻は「私もマッサージの仕方を知りたい」と話し、診察台横で見学を行いました。Jさんの安楽な体位は左側臥位のため、タオル等で体位の工夫を行い、右上肢および右背部のマッサージを開始しました。右上肢上腕外側1/3に特に痛みが強く、その部位は圧を調節しました。手技はエフルラージュ（軽擦法）をメインとし、部分的にニーディング（揉捏法）を施術しました。右上肢のマッサージ施術中、「痛いけど気持ちいい」と話され、表情などを観察しながら施術を続けました。

手掌では、ニーディング、ナックリング（指の関節を利用した方法）、フリクション（強擦法）などを行ったところ、「これは気持ちいいね」と話されました。右上半身のマッサージが終了すると、「しびれがよくなったよ。逆（左）もやってもらいたい」とのことでした。腹臥位は困難ということで、右側臥位をとり、右上肢の良肢位を工夫し、左半身のマッサージも施術しました。右半身と同様のマッサージを行い、施術開始後まもなくJさんは寝息をたてて入眠されました。妻は「このところしびれて眠れなかったのに…」と驚いていました。

マッサージ施術後に、妻にマッサージの手技について指導を行いました。妻が行っていたマッサージの手技を確認し、右上肢や背部に対してはエフルラージュを行うこと、またマッサージの速度、疼痛部位には圧を調節するなど、実際に妻に施術しながら説明しました。また、手掌のマッサージについても、施術した内容と同様の手技を妻に実践し、指導しました。妻も「ここが気持ちいいのね」と、ご自分でも体感しながらマッサージの手技を習得されていました。

妻への指導が終了したところでJさんに声をかけ、マッサージは終了となりました。初回受診の反応を確認すると、「すごく気持ちよかった。またやってもらいたい。初めてアロママッサージっていうのをやったけど、いいね」との返答でした。香りについては「食べたくなっちゃうね」と話されたため、香りの好みについて再度確認したところ、職業にかかわる木の香りを次回使用することにしました。ティッシュペーパーにヒノキの精油を滴下し、Jさんにも確認していただくと、「懐

かしい香りだなぁ」と話し、病室へ持ち帰りました。次週は、Jさんの負担も考え、病室への往診を行うことを伝えて、外来受診は終了となりました。また、受診時間については、胃瘻からの注入時間も考え、調整しました。

2. 2回目

> ❀ 真正ラベンダー（国産）
> ♠ ヒノキ
> ◎ グレープシードオイル
> **施行部位**：両上肢、背部
> **精油の好み**：木の香り

　訪室すると、Jさんは「待ってたよ」と話され、前回終了後はずっとウトウトしており、途中覚醒はあったもののよく眠れた、ということでした。妻は、「とても気持ちよかったみたいで、ずっと楽しみにしてたんです」「もらったティッシュを、来る看護婦さんに嗅がせて自慢してたんですよ」と話されました。ハンドマッサージは妻が1日に複数回施術しており、それにより痛みが緩和し、そのまま入眠できることもあるようでした。

　今回はJさんの希望であるヒノキを使用し、施行部位、体位は前回と同様に施術しました。右上肢は時折痛みがありましたが、「大丈夫。続けて」とのことで、様子を観察しながら継続しました。マッサージ施術後半になると入眠されました。妻より、ハンドマッサージ時にオイルを使用したいという希望があり、薬局での購入方法およびブレンド方法を指導しました。

3. 3回目

> ♠ ローズウッド
> ❀ 真正ラベンダー（国産）
> ❋ グレープフルーツ
> ◎ スイートアーモンドオイル
> **施行部位**：両上肢、背部
> **精油の好み**：前回と違うもので、木の香りを使ってみたい

　訪室すると、ハンドマッサージは妻が頻回に施術していること、オイルを購入したこと、他の家族が週に2～3回アロマッサージを施術してくれていることなどを話されました。今回はJさんの希望から、ローズウッドとラベンダーでブレンドを行いました。しかし、香りを試していただくと甘さが気になったようで、グレープフルーツを追加して香りの調節を行いました。

　施行部位、体位は前回同様でマッサージを開始すると、まもなくして入眠されました。妻は「今日は早いわね」「このところよく眠るし、身体もだるくなってきているみたい」と話されました。妻の希望もあり、精油を使用したエフルラージュについて、手技の確認と再指導を行いました。

4. 4回目

- ヒノキ
- 真正ラベンダー（国産）
- スイートアーモンドオイル

施行部位：両上肢、背部、両下肢
精油の好み：おまかせ

妻は頻回にハンドマッサージを行っており、またエフルラージュも施術しているようでした。今回は両上肢のしびれ、背部痛に加え、右大腿のしびれもみられたため、施行部位は両下肢も追加しました。

施術終了後、妻より転院の日程が決まったことを伝えられました。「毎週楽しみにしていた。本当にいいものにめぐり会えてよかった」との言葉をいただきました。今後も妻や家族がアロマセラピー・マッサージを行っていくとのことでした。外来受診はこれで終了となりました。

case 11 肩の強いコリと張りがある患者へのアロマセラピー・マッサージ

❖ 事例紹介

Kさん、70歳代、女性。婦人科系疾患。
肩コリ症状が強いため緩和を希望し、自ら受診を希望された。
特記事項：放射線治療中であるため、腹部周囲は避ける。

❖ アロマセラピー・マッサージの実際

1. 1回目

- 真正ラベンダー（国産）
- スイートアーモンドオイル

施行部位：両下腿、右前腕、左上腕、肩甲骨周囲、頭部
体位：仰臥位
精油の好み：特になし

Kさんはアロマセラピーの経験はありませんでしたが、院内に掲示しているポスターを見て、自ら希望し、受診となりました。自覚症状は肩コリと下肢のだるさで、当初は肩周囲のマッサージを希望していました。しかし、受診日当日に右鎖骨下からCVカテーテルが挿入されたため、その周囲のマッサージは避けて行い、体位も仰臥位としました。点滴投与もしていることから、着衣のままマッサージを行いました。

香りについては、当初Kさんからの希望はありませんでしたが、いろいろな香りを紹介していると、「これなら平気」と話したものがグレープフルーツとラベンダーでした。この日の好みはラベンダーであり、鎮痛効果も期待できることから、まずは単独で使用することとしました。

左前腕の末梢ラインもあるため、エフルラージュを中心に、圧を加減して着衣の上から上腕のマッサージ、肩周囲は同じく着衣の

上から指圧マッサージを実施しました。下肢は足首から足背にかけて軽度の浮腫がみられました。そのため、足底の指圧とともに下腿のマッサージを施術しました。いずれも、圧は様子をみながら加減して行いました。

2. 2回目

> ✽ 真正ラベンダー（国産）
> ✽ グレープフルーツ
> 🔒 スイートアーモンドオイル
> 施行部位：肩背部、両下腿
> 体位：側臥位
> 精油の好み：ラベンダー

　前回の施術後、Kさんに特に問題はありませんでした。この日はCVカテーテル挿入部がやや気になるとのことだったため、上着のみ脱衣し、肩コリもつらいということから、ニーディング、指圧を用いて肩背部のマッサージを行いました。体位は、背部にアプローチできてCV挿入部に負担のかからない側臥位としました。

　肩甲骨周囲はコリや張りが強く、マッサージで軽減はするものの、残存していました。下腿の浮腫については、自覚的には軽度感じている様子でしたが、前回と比較すると皮膚の張りも弱く、軽減しているようでした。マッサージ終了後には「肩も足も楽になった」と話されました。

3. 3回目

> ✽ 真正ラベンダー（国産）
> ✽ グレープフルーツ
> 🔒 スイートアーモンドオイル
> 施行部位：肩背部、両下腿
> 体位：側臥位
> 精油の好み：ラベンダー

　マッサージは、本人の希望により、前回と同部位を施術しました。今回は、より深くアプローチできるように脱衣して実施しました。肩甲骨周囲はコリや張りが強くみられ、肩峰から広背筋にかけて全体的に著明な張りがあり、特に右の張りが強くみられました。確認すると、仕事上ほぼ毎日、右肩に重い荷物を担いでいたとのことでした。前回と同様に指圧も加えて、肩背部のマッサージを実施しました。

　下腿については、前回よりもさらに浮腫は軽減しており、自覚的にも軽減しているとのことでした。

4. 4回目

> ✽ 真正ラベンダー（国産）
> ✽ オレンジ・スイート
> 🔒 スイートアーモンドオイル
> 施行部位：両上肢、背部、両下肢
> 精油の好み：「やっぱりラベンダーがいいね」と話す

この日も放射線治療後の受診となりましたが、気分不快、疼痛等はありませんでした。

マッサージの希望内容は前回と同様で、香りについては「やっぱりラベンダーがいいね。北海道でラベンダー畑を見に行ったから、それを思い出す」と話されました。柑橘系が好みであることから、この日はグレープフルーツからオレンジ・スイートに変更し、マッサージを行いました。

肩周囲はコリと張りがみられ、左右差も残っていました。下肢については「ここに来てから軟らかくなったし、温かくなった」と話されました。

5. 5・6回目

★ 真正ラベンダー（国産）
● スイートアーモンドオイル
施行部位：肩背部、両下肢
精油の好み：ラベンダー

Kさんは「ここに来るようになってから、すごく楽になった。肩も軟らかくなったし」と笑顔で話されました。初診時に比べて肩周囲のコリや張りは軽減しているものの、左右差も含めて残存していました。香りについては、ラベンダー単独を希望され、同部位のマッサージを施術しました。

肩甲骨周囲のコリや張りは残るものの、「長年の仕事の積み重ねだから」と話されたため、肩周囲の症状については仕事の功績であることを労いました。マッサージを受けたことで「だいぶ楽になったのよ」と話してくださいました。「ここに入院したからこういうのが受けられて、よかった」と笑顔で話されました。治療が終了し退院となるため、外来受診はこれで終了となりました。

＊

両事例とも患者にアロマセラピーの経験はありませんでしたが、症状緩和にマッサージを取り入れられたことが有効であったと思います。また、アロマセラピーの経験がないため、初めは香りについての希望もありませんでしたが、実際に経験すると、香りによる効果も得られました。年齢、経験、性別を問わず、患者が症状緩和を実感することで、継続したケアにつながることを感じました。

参 考 文 献
1）今西二郎：メディカル・アロマセラピー，金芳堂，2006.
2）シャーリー・プライス，レン・プライス（川口健夫，川口香世子訳）：プロフェッショナルのためのアロマテラピー，フレグランスジャーナル社，1999.
3）ワンダー・セラー（高山林太郎訳）：アロマテラピーのための84の精油，フレグランスジャーナル社，1994.
4）James H. Clay, David M. Pounds（大谷素明監訳）：クリニカルマッサージ―ひと目でわかる筋解剖学と触診・治療の基本テクニック，医道の日本社，2004.

（長谷川由紀子、柳 奈津子）

Part 3 5

妊婦・産婦・褥婦

［精油］柑橘系 ❊ 樹木系 ❀ フローラル系 ❁ ハーブ系 ❃ オリエンタル系 ❋ 樹脂系 ❄ スパイス系 ❅ ［植物油］❆ ［その他の基材］❇

妊産褥婦へのアロマセラピー

✿ 特別ないたわりや癒しとしてのアロマセラピー

　妊娠した女性は、出産に向かって身体も心も大きく変化します。妊娠は、女性が体験する人生の大きなイベントであり、妊娠・分娩・産褥期には、社会や周囲の人たちの思いやりやいたわりをいっぱい蓄積することが母親になるために必要です。母親自身が愛情をいっぱいに受けると、その母親からあふれた分が、生まれてくる子どもに向かって注がれていくからです。

　日本にアロマセラピーが伝わった1990年代から、一部の女性はストレスや痛みや不快感の軽減のために、生活のなかにアロマセラピーを取り入れてきました。助産の領域では、そういった女性のニーズに応えるべく、助産師が熱心に勉強を始めました。医師が処方する薬物投与以外の方法で、もっと女性が喜び、楽に妊娠・分娩期を過ごすことができないかという助産師側の動機と、特別ないたわりや癒しを必要とする女性のニーズが一致し、アロマセラピーを取り入れる分娩施設が増えています。

✿ より安全で効果的なケアのために

　産科は医療訴訟の最も多い領域でもあり、母子の安全性に対して最大限の配慮をすべきです。アロマセラピーに関する研究発表でも、それまでの常識がくつがえされるような新たな結果が多く、最新の知識や技術に基づいたケアを実践するよう求められています。

　女性や助産師に人気の高いアロマセラピーですが、多くのエビデンスが確認されるには

まだまだ不十分な領域です。WHOは、"Care in Normal Birth: a practical guide（WHOの59カ条 お産のケア実践ガイド）"[1]のなかで、正常な分娩でよく行われているケアを4つのエビデンスレベルに分類していますが、そのなかでアロマセラピーは「C 十分な確証がないので、まだはっきりと勧めることができないこと（研究によって問題点が明らかになるまでは、慎重にすべきです）」というカテゴリーに分類されています。"A Guide to Effective Care in Pregnancy & Childbirth, second edition（妊娠・出産ケアガイド─安全で有効な産科管理）"では、産痛緩和のためのタッチやマッサージは「有益である可能性の高いケア」に分類されていますが、産痛緩和のためのアロマセラピーについては「有効性が未知のケア」に分類されています[2]。

今後は、アロマセラピーのケアの評価に、主観的なデータと併せて、生体指標を用いた客観的な評価法を用いた研究を積み重ねることが重要です。

妊娠期のアロマセラピー

妊娠期のアロマセラピーに用いる精油の安全性は、現在も議論され続けています。子宮収縮作用がないこと、昇圧作用がないこと、光毒性への注意、胎児に対して安全であることなどを慎重に確認したうえで、使用する精油の種類、濃度（0.5〜1％）を検討しましょう。初期は芳香浴の使用にとどめます。

recipe

つわりの症状の軽減に

- ペパーミント
- オレンジ・スイート
- グレープフルーツ

好みのものをティッシュペーパーに1〜2滴落として、香りを嗅ぐ

妊娠線の予防に

- ネロリ ──────┐
- マンダリンなど ─┤ 1％濃度になるように希釈
- 植物油 ──────── 10mL

妊娠16週以後で、胎動を感じ出した頃から、妊娠線のできやすい部位（図5-1）にやさしくマッサージ

骨盤位の修復に

妊娠28週以後、骨盤位から頭位に修復できるように、手でやさしくマッサージ。子宮収縮がないことを確認してから行う。膝胸位よりも骨盤高位（図5-2）のほうがリラックスして行える

こむらがえりの予防に

- ペパーミント ──────── 0.15mL（3滴）
- 真正ラベンダー ──────── 0.15mL（3滴）
- 植物油

膝から下の部位をマッサージ。妊婦体操も日常的に取り入れるように勧める

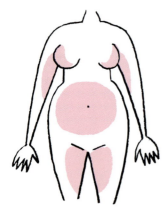

図 5-1　妊娠線のできやすい部位

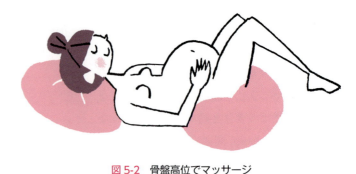

図 5-2　骨盤高位でマッサージ

recipe

足のむくみに

- ゼラニウム ──┐
- サイプレス ──┴ どちらか 0.1mL（2 滴）
- 植物油 ──────────── 10mL

上記をブレンドしたものを両手に取り、片方の足首を両手で包み込むようにホールディングした後、膝上までゆっくりとさすりあげる。パートナーにしてもらうとよい

膝裏はリンパが流れ込む場所なので、親指を重ねてプッシュし、リンパの流れをよくさせる

分娩期のアロマセラピー

分娩の場面では、足浴や芳香浴としてアロマセラピーを導入している施設をみかけます。英国や米国では、芳香浴のみにとどまらず、分娩時の和痛を期待しアロマセラピー・マッサージも導入されています。

痛みに耐えることが美徳ではなく、アロマセラピーによってもたらされるリラックスや和痛は、産婦だけではなく、いっしょに分娩を迎える家族にとっても大きな影響を与えるはずです。助産師はもちろん、分娩に立ち会う夫、母親、義母がアロマセラピー・マッサージを行うことで、分娩を共に乗り越えたという達成感を味わいましょう。

✤アロマセラピーの実践

分娩期の精油の希釈濃度は 1 〜 3％にしましょう。使用時期が短期間であるため、3％濃度も紹介しますが、3％のブレンドオイルを作製しても全量使用せず、吸収量を抑える方法も有効です。

1. 分娩室に揃えておきたい精油の種類

- 真正ラベンダー、クラリセージ、ティートリー、ローズマリー、ペパーミント
- 子宮収縮作用のある精油のなかから数種（セージ、ネロリ、レモングラス、クローブ、フェンネルなど）
- キャリアオイルは植物油のなかから数種（スイートアーモンドオイル、ホホバオイルなど）

2. 陣痛室・分娩室でのアロマセラピー

recipe

微弱陣痛に

- ✹ 真正ラベンダー ……………… 0.4mL（8滴）
- ✹ クラリセージ ……………… 0.75mL（15滴）
- ✹ マジョラム ……………… 0.35mL（7滴）
- ⬤ スイートアーモンドオイル ……… 50mL

腰背部のマッサージを行う。三陰交のツボ（図5-3）なども刺激してみるとよい

陣痛誘発、陣痛増強ケアに

- ✹ 真正ラベンダー ……………… 0.05mL（1滴）
- ✹ クラリセージ ……………… 0.1mL（2滴）
- ⬤ 乳化剤 ……… 3〜5mL またはひとつまみの塩

乳化剤か塩に精油を落とし、40℃前後のお湯を入れたバケツに入れ、よく混ぜる。膝下までつかるとよい。バケツに大きなビニール袋を入れ、その中にお湯を入れて膝まで覆う方法（図5-4）にすると、お湯が冷めにくく、片付けも簡単

recipe

陣痛緩和に

- ✹ イランイラン ……………… 0.05mL（1滴）
- ✹ クラリセージ ……………… 0.1mL（2滴）
- ✹ ゼラニウム ……………… 0.05mL（1滴）
- ⬤ スイートアーモンドオイル ……… 10mL

下腹部や腰など、つらい部分に手を添えるようにマッサージ（図5-5）。呼吸にあわせて行うことで、より陣痛緩和が期待できる。クラリセージの子宮収縮作用に加え、イランイランやゼラニウムは鎮静作用が期待できるなど、精油の説明を加えることで、心理面に与える効果も違ってくる

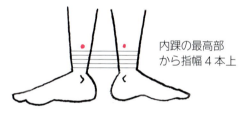

内踝の最高部から指幅4本上

図5-3 三陰交のツボ

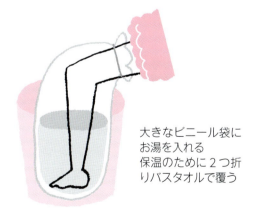

大きなビニール袋にお湯を入れる
保温のために2つ折りバスタオルで覆う

図5-4 足浴の方法

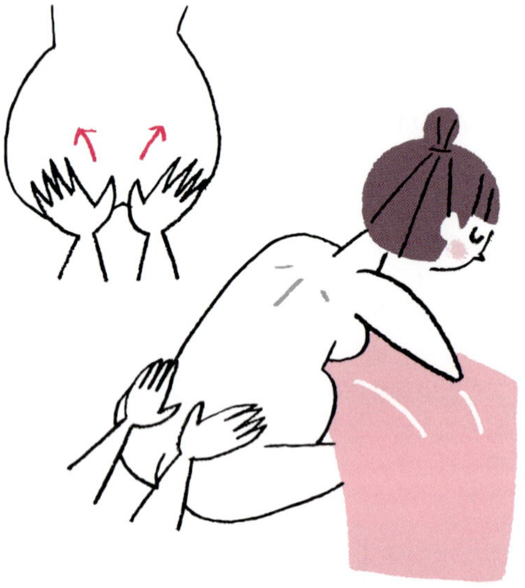

図 5-5　身体のつらい部位のマッサージ

ルームフレッシュナーとして *recipe*

- 🌸 真正ラベンダー
- 🌿 ローズマリー ─── いずれか、
- 🌿 ペパーミント ─── またはブレンドで
- 🍊 レモンなど ─── 10mL（200滴）
- 🧴 無水エタノール ─── 30mL
- 🧴 精製水 ─── いずれか 70mL
- 🧴 ミネラルウォーター

遮光性のスプレー容器に無水エタノールを入れ、精油を加えてシェイク。精製水またはミネラルウォーターを静かに入れ、さらにシェイク。精油は産婦の好みで選択してもらう。昼間か夜間かや、潜伏期か極期かによっても、香りの好みは変化する。真正ラベンダーで睡眠へ導いたり、逃げ腰の気持ちを奮い立たせるローズマリーやペパーミント、レモンを用いて、リフレッシュなどの効果を期待した選び方も

リフレッシュに

- 🌿 ペパーミント ─── 0.1～0.15mL（2～3滴）

水を入れた洗面器に精油を入れ、浸して絞った冷たいタオルを口と鼻にかぶせて深呼吸する

陣痛を乗り切るために *recipe*

- 🌿 ペパーミント ─── 0.1mL（2滴）
- 🌸 真正ラベンダー ─── 0.3mL（6滴）
- 🌿 クラリセージ ─── 0.1mL（2滴）
- 🔒 ホホバオイル ─── 30mL

リフレッシュ効果のあるペパーミント、鎮静作用のあるラベンダー、子宮収縮作用のあるクラリセージを用いて、仙骨部を中心にオイルをすり込むようにマッサージ（図 5-6）

過換気・パニック時に

- 🌸 真正ラベンダー ─── 0.1～0.15mL（2～3滴）

お湯を入れた洗面器に精油を入れ、浸して絞った熱いタオルを口と鼻にかぶせて深呼吸する

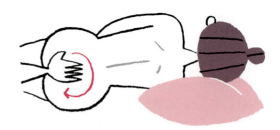

図 5-6　仙骨部のマッサージ

> recipe
>
> ### 分娩後の清拭に
> - 🌸 オレンジ・スイート ………… 0.1mL（2滴）
> - 🌸 真正ラベンダー ……………… 0.1mL（2滴）
> - 🧴 乳化剤 ………………………… 1～3mL
>
> 乳化剤に精油を落とし、50℃前後のお湯が入ったベースンに入れ、よくかき混ぜる。その中にタオルを浸し、絞って清拭する。オレンジ・スイートとラベンダーの鎮静作用が期待される
>
> **注意**：使用後のタオルをドラム式洗濯機で洗濯する際は、引火する可能性があるため、中性洗剤などで一度手洗いすること

産褥期のアロマセラピー

アジアでは、伝統的にマッサージを行う国が存在します。ネパールでは1日数回のオイルマッサージが褥婦と子どもに施されます。これを行わないと、病気を患うと考えられているほどです。

夫はもちろんのこと、家族で褥婦の労をねぎらうように、手の温もりを伝えるようなマッサージをしてみましょう。助産師・看護師など医療スタッフは、下肢のマッサージ（むくみ軽減）など部分マッサージの際、タッチングを通して会話し、バースレビューなどをしてみましょう。そして、育児の疲労回復とリフレッシュを目的に、静かな空間で全身のマッサージを行ってみてはいかがでしょうか。

出産後の褥婦に対する心身共に真心の込もったケアをしていくことは、その後の育児に対して大きな影響を与えていくことと思います。

✿アロマセラピーの実践

産褥期の精油の希釈濃度は1～2％にしましょう。分娩後はホルモンバランスが大きく変化するため、通経作用のある精油は量に注意します。

最も注意すべきは、新生児がいるということを忘れないことです。神経発達の未熟な新生児もいるため、神経毒性のある精油は避けたほうがよいでしょう。

ブレンドしたオイルは冷暗所保存し、1～2か月で使い切るように心がけましょう。

> recipe
>
> ### 子宮復古促進
> - 🌿 クラリセージ …………………… 0.05mL（1滴）
> - 🌸 ゼラニウム …………………… 0.1mL（2滴）
> - 🌼 イランイラン ………………… 0.05mL（1滴）
> - 🧴 スイートアーモンドオイル …… 30mL
>
> オイルを下腹部にすり込むように、軽くマッサージ。クラリセージの子宮収縮効果に加えて、イランイランとゼラニウムのホルモン調整と鎮静作用が期待される

recipe

母乳分泌促進

- 🍃 レモングラス ……………… 0.05mL（1滴）
- ❄ グレープフルーツ …………… 0.1mL（2滴）
- 🔒 ホホバオイル ………………… 30mL

肩甲骨から肩関節、腋窩にかけて温かくなるまでマッサージ（**図 5-7**）し、血行を促進する
塗布したオイルは吸収されるが、児へは母親の体臭や乳汁の香りが伝わるように、授乳前に拭き取ってから授乳する

乳房緊満

- 🍃 ペパーミント …………………… 0.1mL（2滴）
- ✱ 真正ラベンダー ……………… 0.05mL（1滴）
- 🔒 ホホバオイル ………………… 30mL

乳房全体に塗布し、授乳前に拭き取る。乳房の状態にもよるが、1日3回程度行う。ペパーミントの鎮痛・冷却作用とラベンダーの鎮静・鎮痛作用が期待される

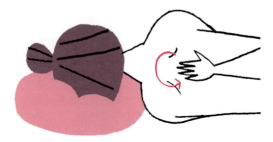

図 5-7 肩甲骨から肩関節のマッサージ

recipe

浮腫

- 🍃 サイプレス …………………… 0.1mL（2滴）
- ❄ レモン ………………………… 0.05mL（1滴）
- 🍃 ジュニパー …………………… 0.05mL（1滴）
- 🔒 ホホバオイル ………………… 10mL

下肢など遠位から近位に向かって15分程度マッサージ。静脈系のうっ血に有効なジュニパー、サイプレスと、末梢血管拡張作用のあるレモンの効果が期待される

マタニティーブルー

- ❄ ベルガモット
- ❄ グレープフルーツ ……… いずれか
- ❄ オレンジ・スイート ……… 0.05mL（1滴）
- ✱ 真正ラベンダー
- 🔒 ホホバオイル ………………… 10mL

産後の精油使用は、授乳のことを考え、妊娠中同様に注意が必要である。芳香浴やハーブティーが手軽で安心。気持ちを穏やかにするカモミールティーやローズティーがよい
マッサージでは、心を明るくさせる柑橘系や、リラックス効果の高い真正ラベンダーなどを使用し、首・肩をマッサージ（**図 5-8**）

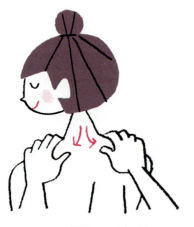

図 5-8 首肩のマッサージ

＊

　ストレスの多い現代社会で、妊娠・出産・育児をする女性のたいへんさは、乳幼児虐待事件としてその一端が表れています。心身共に大きく揺れ動く周産期に、アロマセラピーを希望する女性が増加しています。心地よい香りに包まれ、気持ちのよいマッサージを受けながら、子どもを宿している自分自身の身体をいとおしみ、女性として、母親としての自信を膨らませてほしいと思います。

　ケアを提供する看護者にとっても、アロマセラピーに触れることで、自分自身や妊産婦に対して、思いやりややさしさが深まる体験になるでしょう。

引用文献
1 ）WHO編（戸田律子訳）：WHOの59カ条 お産のケア実践ガイド，農山漁村文化協会，1997.
2 ）マレー・エンキンほか（北井啓勝監訳）：妊娠・出産ケアガイド―安全で有効な産科管理，p.422，医学書院，1997.

参考文献
1 ）川端一永：アロマセラピー各論1，ペリネイタルケア，17（10）：64-68，1998.
2 ）宮薗夏美：産後のマッサージ，ベビーマッサージ，ペリネイタルケア，28（7）：96-99，2009.
3 ）永井千穂ほか：アロマセラピーを用いた妊産婦のリラクゼーションと和痛，周産期医学，32（増刊号）：234-238，2002.
4 ）大本千佳：母性看護とアロマセラピー．日本アロマセラピー学会看護研究会編：ナースのためのアロマセラピー．p.133-144，メディカ出版，2005.
5 ）大本千佳ほか：母性看護に使用するレシピ．ナースのためのアロマセラピー 実践応用編，p.182-185，メディカ出版，2008.
6 ）鮫島浩二：分娩時のアロマセラピー，ペリネイタルケア，18（7）：50-55，1999.
7 ）柳瀬幸子：アロマセラピーによる産後母体のケア，ペリネイタルケア，18（10）：32-36，1999.

（佐保美奈子、植村桃恵）

Part 3

小児・乳幼児

6

　子どもの嗅覚は、新生児期にはすでに発達しており、母親の母乳のにおいを嗅ぎ分けられる能力が備わっていると言われています[1]。ですから、この時期にやみくもに精油を使用することは、お勧めできません。また、子どもは香りに敏感であり、大人の好きな香りを好むとは言えません。一般的に、子どもは柑橘系の香りを好むと言われている[2]ので、初めて行うアロマセラピーでは柑橘系の精油から選択し、子どもが成長していくにつれて、香りの幅を広げていくとよいでしょう。

　小児看護における臨床でのアロマセラピーの導入事例が少なく、とまどうことも多いと思います。しかし、タッチングの効果に加え、アロマのやさしい香りで子どもが安心して治療を受けられる環境にもなります。過剰に用いず、子どもの反応を確認しながら取り入れていきましょう。

小児・乳幼児に行うアロマセラピー

❖ 小児・乳幼児に対して安全とみなされる精油（表6-1）

　妊娠中に安全な精油と言われているものが、小児・乳幼児に対しても基本的に安全であることが多いようです。

❖ 精油の濃度・用量の目安（表6-2, 6-3）

　精油の濃度や用量は、薬物の投与と同様に、体重や月齢を考慮する必要があります。

❖ アロマセラピーを行う際の注意点

❶ 精油の保管：Part 2「4 精油、植物油の基礎知識」の「保管方法」（p.59）を参照。
❷ 誤飲：毒性の強いローズマリー・カンファー

表6-1　小児・乳幼児に対して安全とみなされる主な精油

0〜3か月	3か月以降
真正ラベンダー、ティートリー	
―	ネロリ、ローズ、オレンジ、グレープフルーツ、レモン、ベルガモット、サイプレス、カモミール・ローマン、カモミール・ジャーマン、ペパーミント、ユーカリ・ラジアタ、ユーカリ・レモン、フランキンセンス、イランイラン、サンダルウッド、クラリセージ、ローズウッド、マジョラム・スイート、ヘリクリサムなど

表6-2　小児・乳幼児に用いる精油の濃度の目安

年齢	濃度
0〜3か月	0〜0.05%
3〜18か月	0.1〜0.5%
1.5〜7歳	1〜1.5%
7〜14歳	1〜2.5%

表6-3　体重による精油の1回量の目安

体重	1回量（滴数）
6〜12kg	1〜5滴
12〜25kg	5〜8滴
25〜50kg	8滴
50kg〜	15滴まで

1滴＝0.05mLとする。

の誤飲による死亡報告や、ウィンターグリーンの主成分であるメチルサリチレートの致死量は4〜8mLとの報告があります[3]。

❸濃度：前述のとおり。

❹パッチテスト：皮膚に対して使用するときは、必ずパッチテストを行いましょう。反応が出た場合にすぐに流せるように、前腕で行うとよいでしょう。

❺転倒：マッサージなどで植物油を使用すると、滑りやすくなり転倒する危険が考えられます。使用する植物油の量に注意し、軽く拭き取ったり、靴下を履かせるなど、転倒しないように気をつけましょう。

❻子どもへの説明と同意：アロマセラピーは嗅覚・触覚刺激が多いケアです。必ず子どもが理解できる言葉で説明し、協力を得るようにしましょう。

❖ 小児・乳幼児に使用しやすい精油の基材

精油の基材については、Part 2「4 精油、植物油の基礎知識」（p.52）で述べているとおりです。ベビーオイルなどの鉱物性油やラノリンなどの動物性脂肪は分子量が大きく、皮膚にバリアをつくり、精油が皮膚を通り抜けるのを防ぐので、基材としては向いていません。

1. フローラルウォーター（芳香蒸留水）

精油が使用できない時期でも安心して使用でき、携帯できるので使いやすいです。

① あせも：真正ラベンダー、ローズ
② おむつかぶれ：真正ラベンダー、ティートリー
③ 虫さされ：ユーカリ、ゼラニウム、真正ラベンダー
④ 日焼け：真正ラベンダー
⑤ にきび：ティートリー

2. 植物油

不飽和脂肪酸が多く、不飽和炭素結合が少ないオレイン酸やリノール酸などの多い植物油が適しています。たとえば、グレープシードオイル、スイートアーモンドオイル、アプリコットカーネルオイル、マカデミアナッツオイル、サンフラワーオイルなどが使いやすいでしょう。

ベビーマッサージ

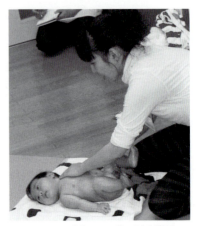

図 6-1　ベビーマッサージの様子

ベビーマッサージ（図6-1）は、スキンシップ、親子の絆づくり、親の自信を高める、皮膚の清潔、成長、発達の促進を目的に、わが国でも広がってきています。ベビーマッサージにはさまざまな手技があるので、方法については専門書を参考にしていただきたいと思います[4-7]。大切なのは、親子の絆づくりの1つの方法であることを忘れないことです。

植物油は、内容成分が表示されている、信頼のできる業者から購入したものを使用しましょう。安全と思われる植物油でも、発疹や発赤など皮膚への副作用や経皮感作などの報告があるので[8]、使用時のパッチテストと親への説明を忘れないようにしてください。

症状に対するレシピ

以下にあげるレシピは1滴を0.05mLとし、濃度1％としています。子どもの年齢や体重を考慮し、滴数を調節してください。

かぜ症状 *recipe*

鼻づまり
- ユーカリ・ラジアタ ─┐
- ペパーミント ─────┴── どちらか1滴
- 植物油 ──────────── 5mL
  （シアバター5gでも可）

上記をブレンドし、塗布する。ユーカリ・ラジアタはユーカリ・グロブルスより1,8シネオールの含有量が若干少ないため、刺激が少ない。塗布を嫌がるときは、芳香浴でもよい

咳
- ユーカリ・ラジアタ ──────── 1滴
- 真正ラベンダー ────────── 1滴
- 植物油 ──────────────── 10mL

上記をブレンドし、胸部や背部に塗布する

痰が多い
- ゼラニウム ─┐
- フランキンセンス ┴── どちらか1滴
- ユーカリ・ラジアタ ──────── 1滴
- 植物油 ──────────────── 10mL

上記をブレンドし、胸部に塗布する

発熱
- ペパーミント ──────────── 1滴
- 真正ラベンダー ────────── 1滴

お湯に上記を落とし、浸したタオルで清拭する。腋窩、鼠径部、額部などに冷湿布してもよい

咽頭痛
- ティートリー ──────────── 1滴

お湯100mLに上記を落とし、うがいする

インフルエンザ流行期
- ティートリー
- ユーカリ・ラジアタ
- 真正ラベンダー

上記をブレンドし、芳香浴を行う

消化器症状 *recipe*

下痢
- 真正ラベンダー ─┐
- カモミール・ローマン ┴── どちらか1滴
- 植物油 ──────────────── 5mL

上記をブレンドし、腹部や腰部に塗布する。温湿布にしてもよい

便秘
- ローズマリー・カンファー ──── 1滴
- マンダリン ─────────── 1滴
- 植物油 ──────────────── 10mL

上記をブレンドし、腹部や腰部をマッサージする

疝痛
- マジョラム・スイート ──────── 1滴
- マンダリン ─┐
- 真正ラベンダー ┴── どちらか1滴
- 植物油 ──────────────── 10mL

上記をブレンドし、腹部をマッサージする

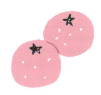

［精油］柑橘系 ● 樹木系 ● フローラル系 ● ハーブ系 ● オリエンタル系 ● 樹脂系 ● スパイス系 ● ［植物油］● ［その他の基材］●

皮膚症状 *recipe*

脂漏性湿疹

- ゼラニウム ……………………… 1滴
- 真正ラベンダー ┐
- ベルガモト   ┘ どちらか1滴
- 植物油 …………………………… 10mL

上記をブレンドし、患部に塗布後、洗髪する

頭ジラミ

- ローズマリー・カンファー ……… 3滴
- ティートリー …………………… 2滴

精製水300mLに上記を落としてブレンドし、洗髪後に塗布する

軽度のやけど

- 真正ラベンダー ………………… 1滴
- ティートリー …………………… 1滴
- 植物油 …………………………… 10mL

上記をブレンドし、患部に塗布する

日焼け

- 真正ラベンダー ………………… 1滴
- サンダルウッド   ┐
- カモミール・ローマン ┘ どちらか1滴
- 植物油 …………………………… 10mL

上記をブレンドし、患部に塗布する

精神・心理的症状 *recipe*

不安

- オレンジ   ┐
- ベルガモット ┘ どちらか1滴
- 植物油 …………………………… 5mL

上記をブレンドし、ハンドマッサージする。吸入や芳香浴でもよい

不眠

- 真正ラベンダー ………………… 1滴
- オレンジ   ┐
- ベルガモット ┘ どちらか1滴
- 植物油 …………………………… 10mL

上記をブレンドし、ハンドマッサージか背部をマッサージする。芳香浴でもよい

夜泣き

- オレンジ   ┐
- クラリセージ   │ いずれかから
- 真正ラベンダー   ┘ 2種類選択・各1滴
- 植物油 …………………………… 10mL

上記をブレンドし、マッサージする。芳香浴でもよい

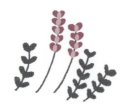

その他

recipe

筋肉痛

- 🌸 真正ラベンダー ──────────── 1滴
- 🌸 ペパーミント ────────┐
- 🌸 ローズマリー・カンファー ──┘ どちらか1滴
- 🔒 植物油 ──────────────── 10mL

上記をブレンドし、患部をマッサージする

打ち身

- 🌸 ヘリクリサム ──────────── 1滴
- 🔒 植物油 ───────────────── 5mL

上記をブレンドし、患部に塗布する

歯痛

- 🌸 真正ラベンダー ──────┐
- 🌸 カモミール・ローマン ──┘ どちらか1滴
- 🔒 植物油 ───────────────── 5mL

上記をブレンドし、下顎や頬部などに塗布する

*

子どもに対するアロマセラピーは、濃度・用量に注意し、さらに香りの好みを考慮しながら、症状にあわせたブレンドを行うとよいでしょう。また、子どもの成長発達にあわせたコミュニケーションをとることで、よりよい実体験となると思います。

近年は、子どもの心身症も増えてきています。今後は、このような疾患にもアロマセラピーを取り入れることが期待されます。

引用文献

1）MacFarlane, A. : Olfaction in the development of social preferences in the human neonate, Ciba Found Symp, 33 : 103-117, 1975.
2）ペニー・プライス，シャーリー・プライス（高橋房江訳）：赤ちゃんと子どものためのアロマセラピー，p.1-22，フレグランスジャーナル社，2005.
3）ロバート・ティスランド，トニー・バラシュ（高山林太郎訳）：精油の安全性ガイド 上巻，p.69-91，フレグランスジャーナル社，1996.
4）森田玲子，今村理恵子：赤ちゃんすくすくベビーマッサージ，p.59-136，日本文芸社，2003.
5）McClure, V. : Infant Massage : A Handbook for Loving Parents, p.69-130, Bantam book, 2000.
6）Auckett, A.D. : Baby Massage Parent-Child Bonding Through Touch, p.41-72, Newmarket Press, 1989.
7）大坪三保子監：はじめてのベビーマッサージ―母と子のすこやかな心と体を育むふれあい遊び，保健同人社，2004.
8）藤田 愛ほか：ベビーマッサージに使用する植物油の副作用に関する実態調査，ペリネイタルケア，25（2）：89-92，2006.

（藤田 愛）

Part 3 — 7

ウイメンズヘルス

思春期以降の女性は、女性ホルモンの影響を受けています。たとえば、ホルモンの分泌が増加していく思春期とホルモンの分泌が減少していく更年期は、心身の不安定がみられます。また、妊娠・出産・産後も同様に、ホルモンの影響を受け、心身のバランスが保てないことがあります。さらに、月経に伴う不定愁訴も、エストロゲンやプロゲステロンといったホルモンの影響によるものです。

近年、女性の社会進出や生活習慣の変化に伴い、妊娠回数の減少、授乳期間の短縮などで無月経の期間が短縮し、一生の間の月経回数は500回ほどで、戦前の10倍となっています。女性の一生におけるホルモンの変動は今も昔も変わらないのに、女性のライフスタイルが変化したことにより、女性特有のマイナートラブルや疾患数の増加につながっています。

ホルモンの変動やライフスタイルの変化にあわせたアロマセラピーの導入

女性がアロマセラピーを行うときは、ホルモンの変動やライフスタイルの変化を理解し、それにあわせた方法を選択すると、より効果的でしょう。精油成分は、吸入法などによって電気化学的信号に変換され、直接大脳辺縁系に送られて海馬や扁桃体、視床下部に伝達されていきます。自律神経やホルモンのバランスが崩れている場合には、効果が期待できます。

月経に伴う不定愁訴の場合は、アロマセラピー・マッサージも有効でしょう。マッサージによって芳香成分が経皮吸収の形で血中に取り込まれ、ホルモン同様、適応器官や全身に運ばれていきます。

精油の選択

精油は、リラックス作用だけでなく、ホルモン調整作用や通経作用のあるものを理解したうえで選択するとよいでしょう。

❖ ホルモン調整作用のある主な精油

ホルモン調整作用とは、内分泌系を刺激して、原発性および続発性無月経、月経不順、

表7-1 ホルモン調整作用のある精油

主な成分	作用
クラリセージ	
酢酸リナリル、リナロール、スクラレオール	エストロゲン様作用（無月経、更年期症状）、充血作用、抗痙攣作用（月経困難症）など
フェンネル	
トランスアネトール、リモネン、フェンコン	エストロゲン様作用（無月経、月経不順、更年期症状、月経前緊張症）、催乳・充血作用（乳房）、鎮痛作用（月経痛）、抗痙攣作用など
アニス	
トランスアネトール	エストロゲン様作用（更年期障害、月経前緊張症）、通経作用、子宮強壮作用（分娩促進）、催乳作用、抗痙攣作用（月経痛）など
セージ	
ツジョン、リナロール、1,8シネオール、メチルカビコール	ホルモン様作用（分娩促進、更年期障害、不妊）、抗痙攣作用（月経困難症）、抗真菌作用、通経作用（無月経、月経不順、過少月経）など
パイン	
αピネン、βピネン、カリオフィレン	コーチゾン様・テストステロン様作用、充血除去作用（リンパ滞留、子宮・卵巣のうっ血）、鎮痙作用など
ニアウリ	
1,8シネオール、ビリディフロロール、ネロリドール	エストロゲン様作用（月経不順、無月経、過少月経、更年期症状）、鎮痛作用、うっ血除去作用など
ローズマリー・ベルベノン	
αピネン、ボルニルアセテート、ベルベノン、1,8シネオール	ホルモン調整作用（月経不順、月経前緊張症）、抗感染作用（膣炎、カンジダ）、去痰作用、抑うつ作用、皮膚組織強壮作用など
ペパーミント	
メンソール、メントン、メンチルアセテート	ホルモン様作用（月経不順）、生殖器系刺激作用、抗催乳作用、子宮強壮作用（分娩促進）、駆風作用など
カモミール・ジャーマン	
カマズレン、αビサボロール	ホルモン様作用（月経前緊張症、無月経）、充血作用（月経困難症）など

月経前緊張症、更年期障害などに関連した症状に作用することを言います[1,2]。

ホルモン調整作用のある主な精油を**表7-1**に示しました。妊娠中は精油の使用方法や量に注意する必要があります。

❖ **通経作用がある主な精油**

通経作用とは、月経をスムーズに促し、リズムを整える作用を言います[1,2]。

通経作用がある主な精油を**表7-2**に示しました。妊娠中は禁忌として知られている精油

表7-2　通経作用のある精油

主な成分	作用
🌸 **ヤロー**	
カマズレン、サビネン、イソアルテミシアケトン	通経作用（過少月経、無月経）、充血作用（月経困難症）など
🌸 **ナツメグ**	
ミリスチン、αピネン、サビネン	子宮強壮作用（分娩促進）、過少月経、生殖器系強壮作用、鎮痛作用など
🌸 **アニス**	
トランスアネトール	通経作用（無月経、過少月経）、子宮強壮作用（分娩促進）、催乳用、抗痙攣作用（月経痛）、エストロゲン様作用など
🌸 **カモミール・ローマン**	
イソブチルアンゲレート、カリオフィレン、ピノカルボン	通経作用（無月経、更年期障害、神経性月経困難症）、抗炎症作用など
🌸 **フェンネル**	
トランスアネトール、リモネン、フェンコン	通経作用（無月経、月経不順）、ホルモン様作用（更年期症状、月経前緊張症）、催乳・充血作用（乳房）、鎮痛作用（月経痛）、抗痙攣作用など
🌸 **ヒソップ**	
βピネン、ピノカンフォン、イソピノカンフォン、ミルテニルメチルエーテル	通経作用（過少月経、月経不順）、抗ウイルス作用など
🌸 **ローズマリー・カンファー**	
αピネン、1,8シネオール、カンファー	通経作用（無月経、過少月経）、抗真菌作用、神経強壮作用など
🌸 **セージ**	
ツジョン、リナロール、1,8シネオール、メチルカビコール	通経作用（無月経、月経不順、過少月経）、抗痙攣作用（月経困難症）、抗真菌作用、ホルモン様作用など

表 7-3　女性特有の症状に活用される精油

症状	作用	精油
月経困難症	鎮痙	タラゴン、バジル
	鎮痛	パルマローザ、ペパーミント
	鎮静	ラベンダー、マンダリン、ローズウッド
	ホルモン調整	クラリセージ、マジョラム
月経不順	通経	クラリセージ、ニアウリ、フェンネル
	鎮静	オレンジ、ラベンダー
月経前緊張症	抗うつ	グレープフルーツ、オレンジ
	鎮静	ラベンダー、マンダリン、ローズウッド
	ホルモン調整	ペパーミント、クラリセージ、ゼラニウム
	うっ滞除去	サイプレス
更年期症状	通経	カモミール・ローマン、クラリセージ
	抗うつ	オレンジ、マンダリン、ジャスミン、イランイラン
	ホルモン調整	ニアウリ、フェンネル、アニス、セージ
	静脈強壮	サイプレス
	鎮痛	ローズマリー・カンファー、ラベンダー、ペパーミント
カンジダ膣炎	抗真菌	ティートリー、ラベンダー、ローズマリー・ベルベノン
	抗炎症	カモミール・ローマン
	抗菌	ゼラニウム

も多く、使用方法や量に注意する必要があります。

❖女性特有の症状に活用される精油

　前述のとおり、女性の一生は女性ホルモンの影響が大きく、月経に関連したマイナートラブルや不調が特有です。そこで、女性特有の主な症状毎に、よく活用される精油を**表7-3**に示しました[3]。

臨床での活用

　以下にあげるレシピは1滴を0.05mLとし、濃度は使用部位と方法により変わります。皮膚の弱い方には濃度を下げ、パッチテストを行ってから使用してください。

月経前緊張症 *recipe*

むくみ

(マッサージ)
- サイプレス ……………………………… 1滴
- ペパーミント ……………………………… 1滴
- レモン ……………………………… 2滴
- 植物油 ……………………………… 10mL

サイプレスは骨盤内のうっ血を解消し、レモンは血管を拡張する作用があるので、併用するとよい。下肢のマッサージなどに

イライラ、落ち込み

(吸入)
- オレンジ ……………………………… 1～2滴

ティッシュペーパーなどに落とし、吸入

(入浴)
- サンダルウッド …………┐
- ネロリ …………………┘ どちらか1滴
- カモミール・ジャーマン ……………… 1滴
- バスオイル ……………………………… 5mL

入浴時、バスオイルと上記の精油を浴槽に入れ、ゆっくりとつかって身体を温める

頭痛

(マッサージ)
- ペパーミント ……………………………… 1滴
- 真正ラベンダー …………┐
- レモン …………………┘ どちらか2滴
- キャリアジェル ………………………… 10mL

キャリアジェル（ジェル状の親水性基材）は植物油と違い、水溶性でべとつかないので、頭皮のマッサージなどに利用できる

(塗布)
- ペパーミント ……………………………… 1滴
- 真正ラベンダー ……………………………… 1滴
- ミツロウ ……………………………… 5g

こめかみや首などに塗布する

月経困難症 *recipe*

(マッサージ)
- クラリセージ ……………………………… 2滴
- 真正ラベンダー ……………………………… 2滴
- 植物油 ……………………………… 10mL

腰部、下腹部に塗布してマッサージする。月経開始時より行うと痛みが少なくなる。月経開始2週間前から行うとより効果的

(足浴)
- クラリセージ ……………………………… 2滴
- レモン …………………┐
- グレープフルーツ ………┘ どちらか1滴

深めのバケツにビニール袋をかけ、その中にお湯を入れ、精油を落とし10～20分足浴を行う。先行研究では、月経痛と冷えとの関連が明らかにされている[4, 5]

更年期症状 *recipe*

不安、情緒不安定

(マッサージ)
- オレンジ ……………………………… 2滴
- マンダリン ……………………………… 1滴
- 真正ラベンダー ……………………………… 1滴
- 植物油 ……………………………… 10mL

手首などに塗布するか、胸部をマッサージする

（芳香浴）
- 🌸 グレープフルーツ ……………………… 3滴
- 🌸 オレンジ ……………………………… 1滴
- 🌸 ローズマリー・カンファー …………… 1滴

香りを拡散させる

動悸、めまい

（入浴）
- 🌸 オレンジ ……………………………… 3滴
- 🌸 カモミール・ローマン ┐
- 🌸 真正ラベンダー   ┘ どちらか1滴
- 🛁 バスオイル …………………………… 5mL

血液循環を促し、精神状態のバランスをとる精油を選択する

（吸入）
- 🌸 オレンジ …………………………… 1〜2滴

ティッシュペーパーなどに落として吸入すると、一時的に落ち着く

肩コリ、頭痛

（マッサージ）
- 🌸 真正ラベンダー ……………………… 1滴
- 🌸 ローズマリー・カンファー …………… 1滴
- 🌸 ペパーミント ………………………… 1滴
- 🫗 植物油 ………………………………… 10mL

肩や首をマッサージする

ほてり、発汗

（マッサージ）
- 🌸 クラリセージ ………………………… 1滴
- 🌸 サイプレス …………………………… 2滴
- 🌸 ペパーミント ………………………… 1滴
- 🫗 植物油 ………………………………… 10mL

背部や胸腹部などをマッサージする

（湿布）
- 🌸 ペパーミント ………………………… 1滴

水に落とし、タオルを絞って首の後ろなどに冷湿布すると、一時的にほてりが抑えられる

膣炎

recipe
- 🌸 真正ラベンダー ……………………… 50滴
- 🔥 ティートリー ………………………… 50滴

精製水100mLに上記を落とし、ビデに入れて、膣洗浄として使用する。予防的使用もできる。消臭効果もある

＊

　近年、ストレスにさらされる女性が増え、ホルモンバランスの崩れから不定愁訴も多くなっています。アロマセラピーを施すことは、自分の身体をみつめ直すきっかけになることも忘れないようにしましょう。

引用文献

1）シャーリー・プライス, レン・プライス（川口健夫, 川口香世子訳）：プロフェッショナルのためのアロマテラピー, フレグランスジャーナル社, 1999.
2）ロバート・ティスランド, トニー・バラシュ（高山林太郎訳）：精油の安全性ガイド 下巻, フレグランスジャーナル社, 1998.
3）鮫島浩二：女性によく効くアロマセラピー——産婦人科ドクターが教える体と心のセルフケア, 主婦の友社, 2002.
4）田中百子：女子学生の着装と月経痛との関係について, 相模女子大学紀要, 68：45-55, 2004.
5）平田まりほか：女子大学生の月経痛に関連する生活習慣, Campus Health, 40（2）：79-84, 2003.

（藤田 愛）

Part 3 冷え症の患者

8

　ストレスなどにより自律神経のバランスが低下し交感神経が優位になると、筋肉も血管も緊張収縮するため血流が悪くなり、末梢循環は低下し、身体も冷えやすくなります。そしてこの状態が続くと、「冷えは万病のもと」と言われるように、冷えから体調を崩し、免疫力が低下し、病気へと進展していくのです。

　アロマセラピーを行うにあたり、世界的に使用頻度の高い精油として必ず上位に入るのが柑橘系の精油です。欧州から伝わってきたアロマセラピーでは、柑橘系の精油といえば、オレンジ・スイートやグレープフルーツなどが代表格となります。

　そのようななか、最近は日本で栽培している柑橘系の"ゆず"を使用したアロマセラピーが注目を集めています。ゆずの原産は中国で、奈良時代までに朝鮮半島経由で日本へ伝わったものと考えられており、文献による

と奈良・平安両時代にはすでにゆずを栽培していたことが知られています。日本では、古来より冬至にゆずの湯に入浴するという特有の習慣があります。ゆず湯に入ることにより、血行促進効果を高め、ひび・あかぎれを治し、かぜの予防になると伝承されてきたからです。現在では、ゆずの果皮から抽出過程を経て精油としての姿ももち、アロマセラピーに一役買っています。

　このような背景をもつ柑橘系ではありますが、実は精油中に含有されているピネンやリモネンなどの芳香成分が新陳代謝を活発にし、血行を促進する作用があることが証明されてきています。これらの芳香成分は、柑橘系の精油に共通する含有成分であり、ゆずをはじめ、オレンジ・スイート、グレープフルーツ、レモンなども同様の血行促進効果の特性をもっていることになります。柑橘系以外で

も血流改善やリラクセーション効果のある精油があり、アロマセラピーでは自律神経・免疫系に働きかけ、冷え症の改善に効果をもたらします。

本項では、冷え症に効果的な精油の解説とその利用方法について述べていきます。

冷え症に効果的な精油の吸収経路

一般的に、精油は、経口・経鼻・経皮・経腸・経膣といった体内への吸収経路があります（p.64 図4-6 参照）[1]。

オーストリアで、成人男性の腹部に10分間、ブレンドオイルを塗り経皮吸収させたところ、精油の芳香成分が塗布後20分をピークに血中に検出されたという報告があります。この結果を受け、筆者の関係施設では、オイルマッサージ、直接（経気道）吸入、蒸気吸入、室内芳香浴といった投与方法による体内吸収の血中濃度を測定し、調査しました。血中に高濃度に検出されたのは直接（経気道）吸入でしたが、なかでも蒸気吸入においては血中内検出時間が最も早かったです。これは、40℃のお湯に滴下した精油が数分で蒸気化したため、吸収スピードが速くなったのだと考えられます。

オイルマッサージは、経皮吸収と経気道吸入の両経路からの吸収となります。血中検出濃度が低濃度でしたが、経気道からのほのかな香りとして感じる低量が吸収されたことも考えると、経皮からの吸収率は極めて微量であることが推察されます。室内芳香浴では被験者には"香りがする、香りを感じる"という反応を得ましたが、血中には検出されませんでした。今回の結果から、精油を取り込む方法は、対象の状態によって適用性を判断して選ぶべきであると言えます。

冷え症の改善に実用的で効果的な方法は、経皮・経鼻吸収による方法です。冷え症に適応する経皮吸収では、足浴やオイルマッサージ、クリームの塗布などを通じて精油を経皮吸収させるアロマセラピーが推奨されます。経鼻吸収では、ハンカチやティッシュペーパーに精油を滴下し、鼻に近づけて香りを嗅ぐ直接吸入や、蒸気吸入などで鼻から精油を吸収していく経路が有効です。経皮・経鼻吸収ともに、血中に精油の芳香成分が伝達されていき、さらに経鼻吸収では精油の神経学的伝達があるのが特徴であり、自律神経のバランスを図り、結果的に冷え症の改善に効果をもたらします。

冷え症に対するアロマセラピーの具体的な適用方法

ここでは、冷え症の改善に実践できる具体的な方法をあげます（**表8-1**）。

❀ クリームの塗布、マッサージ

クリームは、ミツロウやシアバターなどの基材に精油を混ぜ、ハンドクリームのように経皮的に吸収する方法です。冷える手や足には、たっぷりクリームを塗りながらマッサージすると、経鼻吸収も自然にできるのでさらに効果的です。

シアバターは植物性の固形物ですが、体温で容易に溶けるので、手軽で使用しやすいです。クリームを塗り込んだら、手袋や靴下で保湿・保温性を高めるとよいでしょう。

❀ アロマバス

アロマバスには、全身浴、半身浴、足浴、手浴がありますが、いずれもお湯に精油を滴下して身体部分を浸すことが共通しています。お湯の温度と精油の経皮・経鼻吸収の相乗効果が期待できます。

精油をお湯に直接入れると油膜が生じ、皮膚刺激を起こす原因になるため、岩塩や粗塩などに混ぜて行うと安全性も高く、効果的です。

表8-1　冷え症に効果的なアロマセラピーの具体的方法

アロマセラピー		方法
クリーム		ミツロウとその5倍量の植物油を湯せんで溶かす。ミツロウが溶けたら湯せんからはずし、粗熱がとれたら精油を追加し、クリームができあがる 1日2～3回、冷えている部分を含めて局所をマッサージしながら塗り込む シアバターの場合は、精油を直接シアバターと混ぜて使用する
アロマバス	全身浴	お湯（38～40℃）に精油を5～6滴、または粗塩やハチミツに希釈した精油を入れ、入浴する
	足浴	桶にお湯（38～40℃）をはり、精油を3～4滴入れ、足を浸す
	手浴	洗面器にお湯をはり、精油を2～3滴入れ、よく混ぜ、手首がかかるくらい浸す
アロマセラピー・マッサージ		30mLの植物油に精油を6滴入れ、よく混ぜて（1％濃度）マッサージする
直接吸入		ティッシュペーパーやハンカチに精油を2～3滴落とし、鼻からゆっくり嗅ぐ
蒸気吸入		深めのカップまたはボウルにお湯（40℃）を入れ、精油を2～3滴落とし、鼻からゆっくり深呼吸する

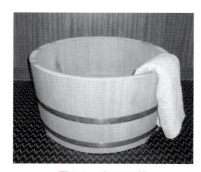

図8-2 サワラの桶

日本では頭寒足熱の考えがあり、特に江戸時代頃から足浴（フットバス）が広く用いられたと言われています。看護の分野においても、入浴ができない患者の看護技術として、足浴は重宝されています。全身浴よりも足浴のほうが副交感神経の働きが早く活発になり、リラクセーション効果も高く、冷え症の改善につながることが知られています。

足浴のお湯の量は、踝から三横指上ぐらいまでつかる深さにすると、全身が温まりやすいのでお勧めです。足浴のための容器としては、保温性が高く、木の香りも心地よいサワラの桶（図8-2）を使用するのも風情があってよいでしょう。

❖ アロマセラピー・マッサージ

アロマセラピー・マッサージは、植物から抽出されたオイル（植物油やキャリアオイルなどと呼ばれる不揮発性油）に精油をブレンドして身体に浸透させ、経皮吸収させる方法です。セルフマッサージあるいはパートナーマッサージとして親しまれています。

タッチング効果もあることから、病棟や外来でもハンドマッサージ、フットマッサージなどが施されており、精油との相乗効果があります。特に、フットマッサージは末梢の血流を促進し、冷え症の改善には有効的な方法です。

冷え症に効果的な精油

冷え症の改善のために行うアロマセラピーに使用する16種の精油を**表8-2**に示します。

16種類もあると、どの精油を使用したらよいか迷うため、まずは精油の香りを嗅いだそのときに、心地よいと感じたものを使用することをお勧めします。心地よいと感じた香りの印象は、実は薬理的にもその人が求める精油と結びついていることが多いのです。

香りの評価として最も経済的な方法は、人間の鼻を使った嗅覚試験法であると言われています。精油の香りを嗅ぐことは、芸術性と科学性の二面性が必要になりますが、人の芳香成分を評価する感覚は身につけていくことができます。しかしながら、精油中のすべての成分に香りがあるというわけではないの

で、香りだけで純度や品質を判断することは困難です。精油の構成成分はとても複雑で、ほとんどの精油が20〜50、多いものでは200以上の芳香成分を含有しているからです。

精油の香りを嗅ぐときのポイントを以下にあげたので、参考にしてください。

- ✓ 食物臭や家のにおいを避けて、無臭の場所を選ぶ
- ✓ 香りを嗅ぐ前に、鼻から数回呼吸し、鼻を通す
- ✓ 適度に暖かい室温で、通風のないところで嗅ぐ
- ✓ ムエット（調香紙）を使い、香りを嗅ぐ
- ✓ 一度に6種類以上の精油の評価を試みない

精油名や学名、産地などの情報とともに、香りを嗅いだ自分の印象を言葉で表現し、書き留めておくことも必要です。これらの情報が、時間が経った後からでも、精油の品質の比較やどの精油を選択したらよいかを選別するのに役立つからです。さらには、**表8-2**に示した芳香主成分と特徴も参考にして、薬理面からも選ぶとよいでしょう。

レモンの精油には、モノテルペン炭化水素類のリモネンが80％程度含まれています。リモネンは、血行促進作用の特性があることがサーモグラフィーによる実験から実証されています。この実験では、レモンの精油を3分間吸入するだけで、体表面温度が0.7〜2.2℃上昇したと報告しています[2]。

ラットにおけるグレープフルーツ精油とラベンダー精油のにおい刺激の研究では、グレープフルーツのにおい刺激が体表面温度を0.8℃上昇させるのに対して、ラベンダーのにおい刺激は0.3℃低下させています。また、ヒトにおける実験で、半分に切った生のグレープフルーツのにおいを30分間嗅ぐと、背部の体表面温度が2〜3℃上昇したことを伝えています[3]。

これら柑橘系の精油は、含有されている成分の特徴から、冷え症によい効果を示す反面、皮膚刺激性も否定できないため、使用する際には低濃度のもので、基材に混ぜるなどの注意が必要です。たとえば、足浴をするときにはハチミツや粗塩などによく混ぜ、低濃度使用とするなどです。オイルマッサージを行う際にも、低濃度のブレンディングとすることをお勧めします。

冷え症に適応するアロマレシピ

精油は単品使用でもその効果は発揮されますが、精油自体多くの芳香成分を含有する混合体であるため、別の精油とブレンドすることで、単品の精油がもちえない相乗効果を発揮します。これは成分だけにとどまらず、よりよい香りを楽しむために必要とされるテク

表 8-2　冷え症に効果的な精油一覧

芳香主成分	特徴	注意事項
ベンゾイン *Styrax benzoin*		
安息香酸、安息香酸ベンジル、エステル	・バニラのような甘い香りで高いリラクセーション効果をもつ	・抽出時に使用した溶剤に刺激性を示すことがある
ブラックペッパー *Piper nigrum*		
リモネン、αピネン、βピネン、βカリオフィレン	・温かみのあるスパイシーな香り ・身体を温める効果が抜群、即効性あり	・高濃度の使用で皮膚を刺激する
シナモン・リーフ *Cinnamomum zeylanicum*		
オイゲノール、安息香酸ベンジル、γテルピネン、αピネン、βピネン、1,8シネオール	・甘く、温かみのあるスパイシーな香り	・妊娠中には使用しない ・皮膚刺激性があるため、敏感肌には使用を避ける
サイプレス *Cupressus sempervirens*		
αピネン、サビネン、リモネン	・ウッディでフレッシュな香り ・リンパの流れと血行を促進する ・αピネンはうっ滞除去の働きがある	・特になし
ユーカリ・ラジアタ *Eucalyptus radiata*		
1,8シネオール、リモネン、αピネン	・スパイシーでグリーンカンファーの香り ・1,8シネオールはうっ滞除去や血流促進作用、代謝促進作用等の働きがある	・特になし
ゼラニウム *Pelargonium graveolens*		
シトロネロール、αピネン、リモネン	・バラのような甘く、さわやかな香り ・リモネンは末梢血管拡張作用がある	・人によって皮膚刺激性を起こすことがある
ジンジャー *Zingiber officinale*		
ジンジベレン、αピネン、リモネン	・温かみのあるスパイシーでシャープな香り ・血管に弾力性を与えて、血行を促進し、身体を温める	・人によって皮膚刺激性を起こすことがある
グレープフルーツ *Citrus paradisi*		
リモネン、βミルセン、αピネン	・しぼりたてのフレッシュなシトラスの香り	・弱い光毒性があるため、肌につけた場合には、紫外線を避ける
レモン *Citrus limonum*		
リモネン、βピネン、γテルピネン	・フレッシュでシャープな甘みのある香り ・γテルピネンにはうっ滞除去作用や静脈強壮作用等の働きがある	・弱い光毒性があるため、肌につけた場合には、紫外線を避ける

表 8-2　冷え症に効果的な精油一覧（つづき）

芳香主成分	特徴	注意事項
マジョラム・スイート *Origanum majorana*		
αテルピネン、γテルピネン、テルピネン 4-ol	・ウッディーで温かみのある香り ・穏やかな温熱効果が期待できる	・妊娠中には使用しない ・人によって皮膚刺激性を起こすことがある ・眠気を起こすため、運転するときなどには使用しない
ネロリ *Citrus aurantium var.amara*		
βピネン、リモネン、αテルピネン	・優美な甘いフローラルな香り ・過剰なストレスを緩和する働きがある	・特になし
オレンジ・スイート *Citrus sinensis*		
リモネン、βミルセン、αピネン	・もぎたてのフレッシュなシトラスの香り	・弱い光毒性があるため、肌につけた場合には紫外線を避ける
パイン *Pinus sylvestris*		
αピネン、βピネン	・強くてドライな森林の香り ・αピネン、βピネンはうっ滞除去作用等に加えて、強壮作用の働きがある	・敏感肌には使用を避ける
ゆず *Citrus junos*		
γテルピネン、リモネン	・やさしくさわやかな香り ・リモネンの成分が血管を刺激し拡張させ、血行を促進し、新陳代謝を活発にするので、身体がよく温まり、冷え症に効果があり、かぜをひきにくくなる	・柑橘系のオイルではあるが、光毒性については研究段階にあり、肌につけた場合には紫外線を避ける
ローズ・オットー *Rosa damascena*		
αピネン、シトロネロール、オイゲノール	・深みのある甘いバラの香り ・オイゲノールは、血管拡張作用、免疫強壮作用等の働きがある	・妊娠中は使用しない
ローズマリー・カンファー *Rosmarinus officinalis*		
カンファー、αピネン、1,8 シネオール	・フレッシュで刺激性のあるハーブの香り ・身体を温め、低血圧症にも効果的	・てんかん、高血圧症、妊娠中は使用しない

Part 3　臨床でのアロマセラピー利用法

表 8-3 冷え症に適応するアロマレシピ

アロマセラピー		レシピ1	レシピ2
クリームの塗布 （クリーム 20g）		ベンゾイン 1 滴 + レモン 3 滴	マジョラム 2 滴 + ゼラニウム 2 滴
		・ミツロウクリームやシアバターに上記の精油を混ぜて、冷えている部分を含め、局所に塗る	
アロマバス	全身浴	ローズマリー 4 滴 + ユーカリ・ラジアタ 2 滴	オレンジ・スイート 2 滴 + ゼラニウム 1 滴 + ジンジャー 1 滴
	足浴	ブラックペッパー 2 滴 + サイプレス 2 滴	
	手浴	オレンジ・スイート 1 滴 + ネロリ 1 滴	ユーカリ・ラジアタ 2 滴 + グレープフルーツ 4 滴
アロマセラピー・マッサージ （植物油 30mL に精油を加え、1%濃度のブレンドオイルにする）		ローズ・オットー 1 滴 + ベンゾイン 2 滴 + オレンジ・スイート 3 滴	ゼラニウム 1 滴 + ゆず 3 滴

1 滴 = 0.05mL とする。

ニックです。

冷え症に適応するアロマレシピを**表 8-3** に示します。

*

冷え症に効果的な精油とその吸収経路、および具体的なアロマセラピーの適用方法について述べました。ストレス冷えが蔓延する現代社会において、アロマセラピーが心地よい環境づくりで自律神経のバランスを図り、冷え症改善に役立つことを願います。また、本項でご紹介しましたアロマセラピーの適用方法から、品質のよい精油を使用し、T.P.O. にあったアロマセラピーを選択・実践・継続することで、冷え症の予防・改善につながれば幸いです。

引用文献

1) 日本アロマセラピー学会編：アロマセラピー標準テキスト 基礎編，p.98，丸善，2008．
2) 川端一永ほか編著：医療従事者のためのアロマセラピーハンドブック，p.25，メディカ出版，1999．
3) 永井克也：匂い刺激のエネルギー代謝に対する影響とその機構―グレープフルーツとラベンダーの芳香の効果，肥満研究 日本肥満学会誌，11（2）：206-208，2005．

（小山めぐみ）

Part 3

在宅療養者

9

　衣病訪問看護ステーション（以下、当ステーション）で訪問看護にアロマセラピーを取り入れてから10年あまりになります。以前、当ステーションに勤務され、現在はアロマセラピストとして活躍されている方の影響で、自然とアロマセラピーを行うようになりました。

　当ステーションで行うアロマセラピーは、あくまでも「看護の一環」として捉えており、訪問看護利用者（以下、利用者）の「癒し」となることを目的としています。よって、アロマセラピーのスペシャリストが行っているような治療効果を目的とするものとは異なります。たとえば、がん末期で腹水がみられる方の場合は、マッサージには専門的知識・技術が必要なので、自分たちでは行わず、その分野のスペシャリストを紹介することもあります。

　当ステーションでは、プロのアロマセラピストから基本的なアロマセラピーの指導を受け、それを真似るという感じで行っています。本格的なセラピーというよりは、利用者の気持ちと身体が少しでも楽になればいいなということから取り入れています。

　本項では、当ステーションの訪問看護で行っているアロマセラピーについて紹介します。

アロマセラピーの導入

❖利用者の承諾を得る

　アロマセラピーの導入については、利用者の状態を把握し、アロマセラピー・マッサージを取り入れたら効果があると考えられる場合に声をかけ、了承してくださった利用者に

導入しています。むくみの軽減やリラクセーション目的でのアロマセラピー等について、利用者と家族に説明します。

世間にはアロマセラピーに関する情報が出回っているので、利用者や家族ですでにアロマセラピーに興味をもっている方もおり、「あら、アロマセラピーっておうちでできるのね。お願いしたいわ」と言われ、喜んで受けられる方もいます。

逆に、肌に触られるのが嫌だと言う方には無理強いすることはしません。また、一度やってみたけれども、やっぱり嫌だという方にも以後は行いません。

✤利用者・家族との関係性づくりが重要

訪問看護は、訪問期間が1～2回で終了の方もいますし、10年くらい継続している利用者もいます。利用期間の長短よりも、きちんと関係性をつくってからアロマセラピーをお勧めすることを心がけています。

たとえ看護の視点からアロマセラピーが効果的だと思われる方であっても、それを押し付けることはしません。いくら効果があっても、無理強いして「もうあの看護師には来てほしくない」と思われないようにしなくてはなりません。アロマセラピーを自然に取り入れられて、そこから関係性がうまくつくれそうだと判断した利用者に勧めてみますが、その部分は看護師のアセスメント能力にかかっていると思います。

いまはいろいろな媒体にアロマセラピーの情報がたくさん出ています。訪問看護で伺う

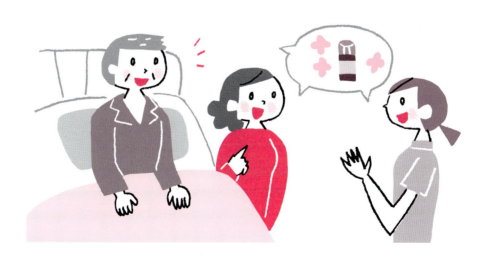

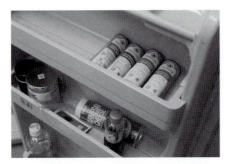

図 9-1　冷蔵庫で精油を保管している様子（上段）

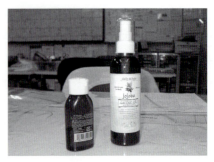

図 9-2　携帯用の遮光ビンに入れた精油（左）と植物油（右）

お宅でもアロマセラピーをご存じの方は多いですし、すでに日常に取り入れている方もいらっしゃいます。そのような家では、いろいろなアロマ情報を家族と話したりすることで、コミュニケーションを図ることができます。

使用物品

❖ アロマオイル（精油、植物油）

1. 種類

　当ステーションでは、訪問の際に、精油や植物油といったアロマオイルを持参しています。精油は利用者の好みもあると思うのですが、当ステーションではラベンダーとオレンジの2種類を用意しています。ラベンダーとオレンジの精油には炎症を抑える効果があるということと、オレンジはいちばんオーソドックスというか、香りを嫌いな人は少ない

ということで、この2種類を選択しました。利用者に2つの香りを嗅いでもらってお好みのほうを使用しています。

　また利用者や家族のなかには、アロマセラピーにとても興味をもっている方もいらっしゃるので、そのような方にはご自分のお好みの精油をご自身で準備していただくケースもあります。

　現在はさまざまな精油が出回っていますが、低価格のものは品質がよくないものもあると聞いているので、当ステーションではアロマセラピストから紹介していただいた信頼のおける専門業者から品質のよいものを購入しています。

2. 携帯方法

　精油は普段はステーションの冷蔵庫に保管しています（図 9-1）。訪問時には、精油を小型の遮光容器に小分けしたもの（図 9-2）を訪

問かばんの中に入れて、持ち歩いています。

❋ タオル

タオルは訪問宅のものをお借りしています。あまり使いすぎると訪問宅の洗濯物を増やすことになるので、気を遣わなければいけないところです。

❋ アロマオイルを入れる小皿

アロママッサージ用に、アロマオイルを入れる小皿も訪問宅からお借りしています。マッサージ後に残ったオイルは、家族の方のご希望によって、芳香浴や手・顔のマッサージ用として利用していただくこともあります。

アロマセラピーの実際

❋ 施行時間

1回の訪問看護で実際にアロマセラピーを行う時間は、ケースバイケースですが、平均30分くらいです。訪問看護では、限られた時間内で必要な医療処置を行うので、アロマセラピーがメインの場合もありますが、医療処置の内容によっては、アロマセラピーを行う時間がなかなかとれないということもあります。

また、時間的な余裕があっても、アロマセラピー・マッサージを行っているうちに利用者が疲れてしまうこともあるので、頃合いをみて「この辺でやめますか」という声かけをしながらやらせていただくこともあります。

❋ 手技

当ステーションでは看護ケアの1つとしてアロマセラピーを行っているので、手技はアロマセラピー・マッサージの基本であるエフルラージュ（軽擦法：手のひら全体を患者の身体に密着させ、心を込めてやさしくゆっくりソフトに圧をかけすぎないようなマッサージ）を主に用いています。プロのアロマセラピストが行うような多彩な手技を用いなくても、エフルラージュにより「あなたのことを大切に思っていますよ」という思いが伝わると思います。

❋ 期待される効果

1. 保湿

皮膚が乾燥している部分にアロマオイルを少し塗ると、それだけで保湿効果になります。また、皮膚の乾燥によるかゆみの悪化予防にもつながります。

特に一人暮らしの方や男性の利用者は、保湿剤を所有していないことが多いので、有効だと思います。

2. リラクセーション・癒し

アロマセラピーにより、利用者へのリラクセーション効果が期待できます。利用者だけではなく、部屋中によい香りが漂うので、介護している家族も癒されるという声をよく聞きます。

実はそのとき、マッサージしている看護師自身も癒されているのです。利用者も家族も看護師もみなが香りに癒されれば、お互いによい時間をもつことができます。

3. 排便コントロール

訪問看護の利用者のほとんどが高齢者で、便のコントロールが必要な方が多いので、当ステーションでは訪問時にはアロマオイルを使った腹部マッサージを行っています。

お腹にアロマオイルを塗って、腸の走行に沿ってマッサージし、排便を促します。マッサージにより便を出やすくする効果のほか、アロマの芳香が顔のほうにも上がるので、リラックス効果により便が出やすくなるという、2つの作用があるようです。

4. グリーフケア

在宅で亡くなられた利用者の死後の処置の際に、故人のお顔にアロマオイルを塗りホットタオルでパックしたところ、一時的とは思いますが皮膚の乾燥が防げ、化粧ののりがよくなり、生前のようなお顔になられ、家族がとても喜んでくださったことが印象に残っています。

また、故人が好きだった香りのアロマオイルを用いて、家族と共に清拭を行うこともあります。故人の好きな香りに包まれながら最後のケアを行うことは、残された家族のグリーフケアにもつながると感じています。

5. 家族内でのコミュニケーションの媒介

利用者の家族は、訪問中、ずっとそばにいて看護師が行うことを見ています。アロマオイルによるマッサージを見て、「これだったら私にもできるわ」と言う方もいます。

介護をしている家族は24時間365日休みなしなので、何かやってあげたくても時間がなくてできないと悩んでいます。でも、たとえば看護師のやっていることをそばで見ていた娘が、「お母さんがあんなに気持ちいいのだったら、私もやってみよう」という気持ちになることもあるのです。家族がマッサージを行うという家族のスキンシップが大切なのです。もし家族の関係性があまりよくない場合であっても、アロマセラピー・マッサージという1つの行為が家族の関係性の修復につながっていくということもありえるのではないかと思います。

❖ 医師への報告

利用者の主治医には、訪問看護の報告書に、アロマオイルを使って看護処置をしていることを記載しています。当ステーションで行っているアロマセラピーは治療目的のものではないので、医学的にマッサージが禁忌の症状の方に行うことはありませんが、むくみがある方でマッサージの可否の見極めが難しい場合は、行ってよいかどうか医師に相談するケースはあります。

アロマセラピー実施に際しての注意点

❖ 使用したタオルの処理

以前、アロマセラピー・マッサージに使用したオイルを拭き取ったタオルを、洗わないでそのまま乾燥機にかけ、引火してしまった事件がニュースになりました。当ステーションでは、タオルは利用者宅のものをお借りしているので、利用者・家族にそのような事件があったことを情報提供し、タオルは必ず洗剤で洗ってから乾燥機にかけるように伝えています。

❖ 精油によるかぶれ

当ステーションで使用している精油は信頼できる品質のものですが、それでも皮膚がかぶれてしまう方はいます。一度かぶれてしまった方には以後は絶対に行いません。かぶれていない方でも、毎回皮膚の状態をみながら、状態にあわせて行っています。

普段使っていない精油でいきなりマッサージをするというのは、皮膚に負担が大きいこともあります。たとえば日常でベビーローションを使用している利用者には、それを代用してマッサージさせていただくこともあります。

❖ 精油の保管

精油は腐敗しやすいので、保管や持ち運びには気をつけています。

前述のように、精油はステーションの冷蔵庫に入れて保管しています。

持ち運び用のものは、小分けにして、日に当たらないように遮光容器に入れ、かばんに入れて持ち歩いています。腐敗しないように、少なめにつくって早めに使い切るようにしています。また、1日に数軒のお宅を訪問しますが、アロマセラピーを行わないお宅でも、車内が高温になってオイルが変質するのを防ぐため、車内に置きっ放しにせず、いっしょに持っていくようにしています。

費用について

　当ステーションでは、アロマセラピーは訪問看護のケアの一環として行っているので、費用は訪問看護料に含まれています。よって、利用者の特別な負担はありません。

＊

　当ステーションでは、訪問看護を実践していくなかで、アロマセラピーはあくまでも看護ケアの1つとして取り入れていくという考え方で行っています。訪問看護師は、家庭にお邪魔をさせていただいている立場です。他人が家に来るということは、迎える側にとっては本当にたいへんなことで、大きなストレスだと思われます。介護で忙しく疲労を感じていても、人が来るから掃除をしなければいけないとか、身だしなみを整えなければいけないとかいうことを負担に感じる方もいらっしゃいます。

　そのようななかで、いかに利用者や家族と関係性を構築していけるかは、訪問看護師次第だと思います。言葉が何もなくても、アロマオイルを用いて身体に少し触らせていただけるだけでも、気持ちが伝わることがあります。看護の「看」は、「手と目」で「看る」と書きますが、手という媒体はとてもすばらしいもので、看護の基本であると常に思っています。オイルを使わなくても、ただそっと手を置いて、利用者が苦しそうなところをさすること。それが看護の基本だと考えます。

参 考 文 献
1）所澤いづみ：在宅・施設でメディカルアロマセラピーをどう行うか？，コミュニティケア，42（6）：16-22，2010．

（田上裕美子、永島敏子）

Topics
病棟における
アロマセラピーの導入

福島県立医科大学附属病院

アロマセラピー導入時の様子

　福島県立医科大学附属病院においては、アロマセラピーは2000年前後から補完・代替療法の1つとして看護ケアに取り入れられてきました。

　当初は、アロマセラピーに興味のある看護師が自分のアロマオイル（精油や植物油）を使用し、患者のニーズを踏まえたうえで、医師の許可を得て、マッサージや芳香浴を行っていました。日常的にケアに取り入れるというよりは、細々と行っていたという感じでしょうか。

　また、もともとアロマセラピーの資格をもつ看護師が院内に数名おり、看護ケアに取り入れていたようです。院内看護研究のテーマに取り入れていた看護師もいました。

　筆者は2001年から約10年間、がん性疼痛看護認定看護師として、症状緩和やリラクセーション目的でアロマセラピーをケアに取り入れてきました。実際のケアを通して、また、当院で開催されている緩和ケア学習会や病棟でアロマセラピーの勉強会を行うことで、看護師のアロマセラピーへの関心が少しずつ高まり、ケアに取り入れられるようになってきたように思います。

　さらに、実際にケアを受けた患者の「気持ちが楽になった」「つらい治療中も香りに助けられた」という声が医師にも伝わり、医師からも看護ケアとしてのアロマセラピーを受け入れてもらえるようになりました。

導入後〜現在の状況

　2010年頃は、約7割の病棟でアロマセラピーが行われており、患者への芳香浴、清拭、部分浴、マッサージなどのケアに症状緩和やリラクセーション目的で取り入れられていました。

　2015年現在は、清拭がディスポーザブルのおしぼりタオルに院内統一されているため、清拭にアロマセラピーは行われなくなりました。部分浴や芳香浴、マッサージなどのケアに症状緩和やリラクセーション目的で取り入れられています。患者の作業療法の1つとして、取り入れている病棟もあります。また、スタッフの癒しとして、スタッフ用トイレにアロマスプレーを置いている病棟もあります。

　どの病棟でも、アロマセラピーの資格をもつ看護師やアロマセラピーに興味のある看護師が中心となって取り入れているようです。

病院の予算でアロマオイル購入が認められた！

当院でアロマセラピーが普及した一因として、2008年よりアロマオイルが病院の消耗品として物品請求できるようになったことが大きいと思います。前述のとおり、以前はアロマオイルの購入は、看護師が各自で、あるいは病棟費で購入したりしていました。

病院の予算でアロマオイルを購入できるというのは、かなり画期的だと思いますので、そのいきさつをご紹介します。

2008年に某病棟でアロマセラピーの勉強会が開催され、筆者が講師を依頼されました。勉強会の後、その病棟の看護師長が、「患者によいケアを取り入れたいのだけど、その費用を看護師が自己負担しているのはどうか」と、当院の物品を管理する事務に相談してくださり、約1～2か月後に現在のように病院で購入してもらえることになりました。

このことで、アロマオイルを使用したい場合はすぐに請求が可能となり、個人的な負担も軽減し、看護ケアに取り入れやすくなったため、普及したのではないかと考えます。また、アロマオイルを病院の予算で購入できるようになったということは、事実上、アロマセラピーを看護ケアに取り入れることを病院に認めてもらえたということなのではないかと思います。

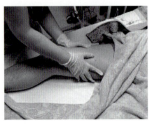

アロマセラピー・マッサージの様子

今後の課題と展望

2015年現在、患者にアロマセラピーを施行することで特に報酬を得てはおらず、看護必要度にも反映はしていません（マッサージなどにアロマオイルを使用するときは、看護行為そのものは看護必要度に反映しますが、アロマセラピーとしては反映しません）。これらのことは、今後の検討課題になってくると思います。

今後の展望としては、外来を含め患者が気軽に体験できるコーナーの設置や、患者向けの勉強会の開催など、アロマセラピーをセルフケアに取り入れてもらうような働きかけや、スタッフのストレスマネジメントとしてのリラクセーション空間などもあるとよいのではないかと、個人的に考えております。

いずれにしても、患者のニーズと看護師をはじめとした医療スタッフのニーズを踏まえ、治療の進歩や変化に応じて、既成概念にとらわれずに医療におけるアロマセラピーの活用ができればよいのではないかと思います。

（村松順江）

Appendix

医療機関内で行われる
アロマセラピー実施についての指針

平成 22 年 5 月

　日本アロマセラピー法務委員会では、医療機関内で看護師、助産師、理学療法士などのコメディカルが、アロマセラピーを実施するにあたっての法的な問題についての整理を行った。その結果、以下の指針をまとめてみた。

1. アロマセラピーとは、精油(エッセンシャルオイル)を用いた補完・代替療法の一つである。その目的は、疾患の予防・治療、症状の緩和を図ることから、リラクセーションを得たり、単に香を楽しむといったものまで、幅広く含まれる。したがって、アロマセラピーは、医療行為に属するものから、単なる趣味・嗜好の類まで含まれていると考えられ、アロマセラピーの全てが、医療行為や医業類似行為に属するものではない。
2. 看護領域におけるアロマセラピーを医療行為とみなすか、療養上の世話とみなすかについては、アロマセラピーの方法、内容、目的により異なると考えられる。たとえば、疾患の治療などを目的としたものであれば、医療行為と考えられる。その場合、看護師が行うのは、医師の指示に基づいた診療の補助ということになる。
3. 現状として、看護の領域では、アロマセラピーと類似した行為が、以下に示すように療養上の世話あるいは診療の補助として行われている。
   1) 療養上の世話として、足浴、手浴が行われており、沐浴剤も用いられている。
   2) 療養上の世話として、清拭の中で、マッサージやオイルマッサージも行われており、看護のテキストにも方法などが記載されている。
   　以上のような、現状から考え、足浴、手浴、入浴、清拭の中で行う簡便なアロマセラピー・マッサージなどは療養上の世話と考えられる。それに対して、疾患の治療などを目的としたアロマセラピー・マッサージは、医療行為と考えられる。
4. 医療機関内で看護師によって行われるアロマセラピー・マッサージについては、
   1) 診療上の補助として行う場合は、医師の指示を必要とする。また、患者の同意も必要となる。
   2) 療養上の世話として行う場合は、原則として医師の指示を必要としないが、患者の病状に応じて、医師の指示を必要とする場合もある。
   3) 医師の指示の仕方については、アロマセラピーの性質に照らせば、一般的包括的な指示で足りると思われる。たとえば、「当該患者に対するアロマセラピー・マッサージを行う」などの包括的指示でもよいのではないかと考えられる。
   4) 医療機関内で行われたアロマセラピー・マッサージで、皮膚炎などのトラブルが起こった場合は、医師が責任を持って処置することになる。
   5) アロマセラピーのうち、芳香浴については、看護師が行うのではなく、患者自身が患者の自己責任により行う行為と位置付けられる。すなわち、看護師が強く指示しない限りは、患者個人の自由であると考えられる。しかし、病院が勧めて行う芳香浴については、医療行為とみなされることもあるので、医師の指示に基づき、患者の同意を得る必要がある。
5. 理学療法士については、医療機関内で行う場合、医師の指示を必要とする。

　　　　法務委員会委員
　　今西二郎、池谷　博、西田直子、
　　　岡田一毅、岸田聡子、坂部昌明

おわりに

　初版刊行から5年目にして改訂版の話が出たとき、筆者の頭の中は、ぼんやりと米国と日本との出版事情の違いを思い出していました。本の種類にもよりますが、米国では刊行数年後には改訂版が出るのが一般的ですが、わが国ではそうではありません。これにはさまざまな要因が関係しているように思います。改訂のメリットは、内容が新しく更新されることでしょう。今回、本書の第2版刊行にあたり、執筆者に再度内容を確認していただきました。読者の方に自信をもってお勧めできるということは、喜ばしい限りです。

　本書は入門書なので、アロマセラピーの知識が全くない方にも学んでいただけますし、ある程度の知識や技術をもっている方は、それらを再確認しながら、新たに学びを深めていくことができます。

　アロマセラピーの適用範囲は本当に広く、小児から高齢者まですべての年齢層が含まれますし、健康レベルでいうと、健康の維持・増進から、病状の悪化・死を間近に迎えるターミナルステージまで、あらゆる時期に用いることができます。また、ケアを提供する場も、病院・診療所・在宅療養など、その気になればどこででも行うことができます。アロマセラピーの対象者は患者や家族などケアの受け手で、本書ではその具体例が適宜、紹介されています。どの事例もアロマセラピーの効果を如実に示しているのがわかります。アロマセラピーの試行前にしっかりアセスメントをして臨めば、問題が生じることなく、対象者のQOLを高めるケアを提供できます。このようなケアを行うことで成果を生むことができれば、アロマセラピーの施術者はさらに動機づけられていくことでしょう。

また、アロマセラピーはケアの受け手だけでなく、看護師・医師・その他の専門職者など、ケア提供者にも用いることができます。「ナース自身の健康維持のためのアロマセラピー利用法」という項目を掲載できたことは、筆者が長年思い続けていたことが実現できたようでうれしく思います。看護者の仕事は過酷ですから、アロマセラピーを用いてできるだけ心身の状態を爽快にして、励んでいただければうれしく思います。人は自分が癒されて初めて、他者を癒すことができるのではないでしょうか。「アロマセラピーを実施されておられる方は集中力があり、自他ともにやさしい気遣いができる」という文章を読んだことがあります。そのようなケア提供者をめざし、自分自身をはじめ、他者にもかかわっていきましょう。

　すでに医療にアロマセラピーを取り入れている病院も増えており、アロマセラピーがどれほど普及しているかがわかります。「アロマセラピーを使ったケアにかかる費用は、どこから出るのですか」と、よく聞かれます。これについては解決できているわけではないのですが、「ケア対象者を癒やしたい」という看護者の情熱があれば、おのずと問題も解決されるということかもしれません。1冊の本でカバーできる範囲は限られていますが、知識を用いて実践をするところまでは来ましたので、可能な限り多くの看護者が、アロマセラピーを提供できるようになってほしいと願っております。

荒川　唱子

索引

英字

CAM（complementary and alternative medicine） …… 3, 40

あ行

足裏反射区 …… 79
圧搾法 …… 58
圧迫法 → プレッシング
アブソリュート …… 57
アロマセラピー …… 27
　Care for caregiver としての— …… 48
　—が適応となる疾患や症状 …… 27, 44
　—の歴史 …… 29
アロマセラピー・マッサージ …… 30, 43, 71, 76, 92, 157
アロマバス …… 59, 85, 91, 156
アロマライト（ランプ） …… 83
ウイメンズヘルス …… 148
うつ（抑うつ） …… 32, 95
エアフレッシュナー …… 84
エステティック・アロマセラピー …… 27
エッセンシャルオイル → 精油
エフルラージュ …… 74, 165

か行

快情動 …… 45
科学的根拠 …… 9
学名 …… 60
かぜ …… 84, 145
家族 …… 48, 113, 166
肩コリ …… 93, 131, 152
がん患者 …… 103
看護技術 …… 40
眼精疲労 …… 94
含嗽 …… 88
基材 …… 87, 88
キャリアオイル → 植物油
吸入 …… 42, 84, 91, 156
強擦法 → フリクション
強壮作用 …… 92, 93
緊張 …… 95
グリーフケア …… 49, 166
ケアリング …… 40
軽擦法 → エフルラージュ
経皮吸収 …… 63
経鼻吸収 …… 63
月経困難症 …… 151, 152
月経前緊張症 …… 96, 151, 152
血行促進 …… 86, 154
下痢 …… 94, 145
健康創生 …… 12
抗うつ作用 …… 30, 66
抗菌作用 …… 41, 66, 88
口腔ケア …… 88
叩打法 → パーカッション
更年期症状 …… 151, 152
抗不安作用 …… 30
興奮 …… 95
高齢の患者 …… 128

さ行

在宅療養者 …… 162
サークリング …… 76
シアバター …… 87, 156
ジェル …… 87
湿布 …… 88, 92
揉捏法 → ニーディング
終末期患者 …… 110
手浴 …… 82, 86, 92, 156
消臭 …… 85
小児・乳幼児 …… 142
褥瘡予防 …… 86
植物油 …… 29, 65
食欲不振 …… 94
浸出油 …… 67
陣痛緩和 …… 137
振動法 …… 75
水蒸気蒸留法 …… 55
スキンケア …… 87
頭痛 …… 93, 152, 153
ストレス …… 30, 90
ストローキング …… 76
頭脳明晰作用 …… 93
清拭 …… 87
精神疾患患者 …… 118
成分分析表 …… 61
精油 …… 28, 34, 52, 91
　—の希釈方法 …… 69
　—の作用経路 …… 62
　—の種類 …… 52
　—の適用量 …… 68

―の取り扱い　58	乳がん（患者）　32, 39, 103	―の特徴　6
―のブレンド　69, 73, 88	妊産褥婦　134	―の問題点　8
―の保管　59, 167	熱布足浴　111	補完・代替療法　15
―の薬理作用　65, 91	ノート　53	保湿　165
接触蕁麻疹　38		ほてり　153
接触皮膚炎　34, 85	**は行**	ホリスティックアプローチ　18
セルフケア　82, 90	ハイドロゾル	ホリスティック・アロマセラピー
全身浴　85, 91, 156	→フローラルウォーター	41
瘙痒感　108	排便コントロール　88, 166	ホリスティックナーシング　22
足浴　82, 86, 92, 137, 156	パーカッション　75	ホールディング　75
	白癬予防　86, 88	ホルモン調整作用　149
た行	パッチテスト　28, 36, 68, 143	
タッチング　47	冷え症　154	**ま行**
だるさ　87, 93	光毒性　28, 35	マタニティブルー　140
治療構造　120	不安　32, 43, 95, 146, 152	ミツロウ　156
鎮静作用　30, 66, 69, 84, 92, 93	腹水貯留　106	むくみ　94, 136, 152
通経作用　66, 150	浮腫　87, 106, 140	無水エタノール　85
疲れ　93	不眠　95, 146	メディカル・アロマセラピー
つわり　135	フリクション　74	27, 41
ディフューザー　83	フレグランスオイル　55	
天然塩　85, 91	プレッシング　75	**や行**
統合医療　11, 21	フローラルウォーター	溶剤抽出法　56
塗布　42, 87, 92	56, 85, 88, 144	腰痛　93
ドレナージュ　76	ベビーマッサージ　144	
	便秘　94, 145	**ら行**
な行	芳香蒸留水 →フローラルウォーター	ラベル　55, 60
ニーディング　74	芳香浴　83, 91	リラクセーション　30, 97, 166
乳化剤　85	補完・代替医療　3, 27, 40	リンパ浮腫　73, 103

❖ 精油・植物油名索引

あ行

アプリコットカーネルオイル
　　……………………… 29, 67, 144
イランイラン… 95, 137, 139, 143, 151
オレンジ（・スイート）…… 53, 84-86,
　　94, 95, 116, 132, 135, 139, 140,
　　143, 146, 151-153, 160, 161, 164

か行

カモミール・ジャーマン
　　………………… 56, 143, 149, 152
カモミール・ローマン …… 93-95,
　　143, 145-147, 150-153
カレンデュラオイル ………… 67
クラリセージ …… 95, 96, 137-139,
　　143, 146, 149, 151-153
グレープシードオイル
　　………………… 29, 67, 128, 144
グレープフルーツ …… 35, 53, 93, 94,
　　111, 115, 128, 132, 135, 140, 143,
　　151-153, 158, 159, 161
小麦胚芽オイル …………… 29

さ行

サイプレス …… 53, 86, 87, 95, 136,
　　140, 143, 151-153, 159, 161
サンダルウッド …… 95, 143, 146, 152
サンフラワーオイル ……… 68, 144
シナモン（・リーフ）……… 35, 159

た・な行

ジャスミン ……………… 95, 151
ジュニパー …… 36, 93, 94, 106, 140
ジンジャー ……………… 159, 161
スイートアーモンドオイル
　　……… 29, 67, 104, 106, 111,
　　113, 115, 130, 137, 139, 144
セージ …………… 73, 137, 149-151
ゼラニウム …… 53, 93-96, 136, 137,
　　139, 144-146, 151, 159, 161

ティートリー …… 39, 53, 86, 88,
　　95, 143-146, 151, 153
ネロリ … 93, 95, 135, 137, 143, 152,
　　160, 161

は行

バジル ……………………… 151
パチュリ …………………… 94
ヒノキ ……………………… 130
フェンネル ……… 73, 137, 149-151
プチグレン ………………… 93
ブラックペッパー ………… 159, 161
フランキンセンス …… 104, 143, 145
ペパーミント …… 54, 88, 93-95,
　　135, 138, 140, 143, 145, 147, 149,
　　151-153
ヘリクリサム …………… 143, 147
ベルガモット ……… 35, 95, 113,
　　140, 143, 146

ベンゾイン ……………… 95, 159, 161
ホホバオイル …… 29, 67, 87, 138, 140

ま行

マジョラム（・スイート）…… 54, 93,
　　94, 137, 143, 145, 151, 160, 161
マンダリン ……… 135, 145, 151, 152
メリッサ …………………… 96

や行

ユーカリ（・ラジアタ）…… 42, 54,
　　84, 94, 143-145, 159, 161
ゆず ……………… 154, 160, 161

ら行

（真正）ラベンダー …… 39, 42, 54, 60,
　　84, 86, 88, 93-95, 104, 106, 111,
　　130, 135, 137-139, 143-147,
　　151-153, 164
レモン …… 35, 42, 94, 138,
　　140, 143, 152, 158, 159, 161
レモングラス …… 96, 137, 140
ローズ（・オットー）…… 58, 94, 95,
　　143, 144, 160, 161
ローズウッド … 94, 115, 130, 143, 151
ローズヒップオイル …………… 67
ローズマリー（・カンファー）
　　…… 42, 54, 59, 73, 93, 95, 138,
　　145-147, 150, 151, 153, 160, 161

アロマセラピー入門 第2版
日々の看護に生かすホリスティックアプローチ

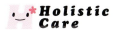

2010年6月10日　第1版第1刷発行　　　　　　　　〈検印省略〉
2015年11月1日　第2版第1刷発行

編　集	今西 二郎／荒川 唱子
発　行	株式会社 日本看護協会出版会
	〒150-0001 東京都渋谷区神宮前5-8-2 日本看護協会ビル4階
	〈注文・問合せ／書店窓口〉Tel／0436-23-3271　Fax／0436-23-3272
	〈編集〉Tel／03-5319-7171
	http://www.jnapc.co.jp
デザイン	齋藤久美子
イラスト	うつみちはる
印　刷	株式会社フクイン

本書の一部または全部を許可なく複写・複製することは著作権・出版権の侵害になりますのでご注意ください。
©2015 Printed in Japan　　　　　　　　　　　　　　ISBN978-4-8180-1928-7

ナース自身の健康維持のための
アロマレシピ

Aromatherapy recipe

常に緊張状態にさらされ、疲労感やストレスを感じることが多い看護師が、自分自身の健康維持のために自宅と職場（病院）でアロマセラピーを利用する方法を紹介します。

肩コリ、腰痛

- カモミール・ローマン
- マジョラム
- ラベンダー

鎮静作用、鎮痛作用、発汗作用により、筋肉の興奮を鎮めると同時に、心身を温め、痛みを和らげる

[自宅] 手浴、足浴、全身浴、肩・腰部への温湿布、マッサージ
[病院] 後頸部・肩・腰にマッサージオイルを塗布

疲れ、だるさ

- ゼラニウム
- ジュニパー
- ラベンダー
- ローズマリー

強壮作用や発汗作用のある精油は、血液やリンパの流れをよくすると同時に、身体を温め、乳酸などの疲労物質の排泄を促す。入浴後に全身または下肢をマッサージオイルでマッサージすると、翌日に疲れが残りにくい

- グレープフルーツ
- ペパーミント

ジェットラグ（時差ぼけ）に効果があるので、夜勤で心身のリズムが戻らないときによい

- マジョラム
- ローズマリー

頭脳明晰作用のある精油は、心身を目覚めさせ、気分をすっきりとさせてくれる

[自宅] 吸入、芳香浴、手浴、足浴、全身浴
[病院] 精油をティッシュペーパーなどに1～2滴落とし、香りを吸入

頭痛

- プチグレン
- マジョラム
- ネロリ

（頭痛用ローション）

- ペパーミント ……………………… 0.2mL（4滴）
- ラベンダー ………………………… 0.3mL（6滴）
- 無水エタノール …………………… 3mL
- 精製水 ……………………………… 27mL

睡眠不足や肉体疲労、眼精疲労、ストレスなど頭痛の原因はさまざまである。鎮静作用のある精油は精神的緊張を和らげるので、ストレス性の頭痛に効果がある

芳香浴や吸入法を行う場合は、精油の香りが強いと刺激になって頭痛が増強するので、ほのかに香るように調整する

[自宅] 後頭部・後頸部・肩への温湿布、手浴
[病院] 頭痛用ローションをこめかみや肩、後頸部に塗布

切り取ってお使いください

眼精疲労 *recipe*

- グレープフルーツ
- ゼラニウム
- ローズウッド

血液循環を促し、眼精疲労と精神疲労を緩和する

- [自宅] 後頸部・眼部に温湿布、手浴
- [病院] 後頸部・肩にマッサージオイルを塗布

むくみ、セルライト、デトックス *recipe*

- ジュニパー
- ゼラニウム
- パチュリ

むくみは1日中動きどおしの看護師の悩みの1つ。発汗作用、利尿作用のある精油は体内の水分や老廃物の排泄を助ける
ジュニパーやゼラニウム、パチュリには解毒効果もあり、体内の余分なものを取り除いてくれる

- [自宅] 足浴、全身浴、下肢のオイルマッサージ
- [病院] 下肢にマッサージオイルを塗布

食欲増進 *recipe*

- パチュリ

月経前になると甘いものが無性に食べたくなったり、ダイエットの反動やストレス反応で暴飲暴食してしまうとき、パチュリは食べたい欲求を抑えてくれる

- [自宅] 全身浴（香りで心身が満たされるので、食欲を抑える効果が高い）
- [病院] 精油をティッシュペーパーなどに1～2滴落とし、香りを吸入

食欲不振 *recipe*

- オレンジ
- グレープフルーツ
- レモン

柑橘系の精油には食欲増進作用がある

- ジュニパー

食欲を正常化させる

- [自宅] 全身浴、芳香浴
- [病院] 精油をティッシュペーパーなどに1～2滴落とし、食前などに香りを吸入

下痢、便秘 *recipe*

（便秘に）
- マジョラム
- ユーカリ
- ローズ

（下痢に）
- ジュニパー
- パチュリ
- ラベンダー

（両方に）
- オレンジ
- カモミール・ローマン
- ペパーミント

痙攣性便秘に効果がある

- [自宅] 腹部のオイルマッサージ、腹部・腰部に温湿布

recipe

不安、抑うつ

- イランイラン
- ジャスミン
- ネロリ
- ローズ

花の精油は孤独感や悲しみの感情を癒してくれる

- ベルガモット
- オレンジ

柑橘系の精油は気分を高揚させ、元気づけてくれる

- カモミール・ローマン
- ティートリー
- ラベンダー

鎮静作用のある精油は、心を落ち着かせてくれる

[自宅] 吸入、芳香浴、手浴、足浴、全身浴、前胸部にマッサージオイルを塗布
[病院] 精油をティッシュペーパーなどに1～2滴落とし、深呼吸とともに香りを吸入

recipe

不眠

- カモミール・ローマン
- サンダルウッド
- ネロリ
- ベンゾイン
- ラベンダー

神経を鎮めて安眠を促す。自分がリラックスできる香りならば、どれでも効果が得られる

[自宅] 精油をティッシュペーパーなどに1～2滴落とし、枕元に置く。手浴、全身浴

recipe

緊張、興奮、過敏、焦燥、怒り、恐怖、混乱（パニック）

- カモミール・ローマン
- クラリセージ
- サンダルウッド
- ベンゾイン

緊張をほぐし、幸福感をもたらす

- イランイラン
- サイプレス

怒りやイライラを感じたときに効果的

- ゼラニウム
- ティートリー
- ネロリ

ショックを受けたときに効果的

- ペパーミント
- ラベンダー
- ローズマリー

精神的過労や無気力、疲労困憊などに効果的。鎮静作用のある精油は、たかぶった感情を鎮め、穏やかにする。鎮静作用のある精油はたくさんあるが、香りを嗅ぐだけでも効果があるので、効能に捉われず、好きな香りを選ぶとよい

[自宅] 吸入、芳香浴、手浴、足浴、全身浴、全身のオイルマッサージ
[病院] 精油をティッシュペーパーなどに1～2滴落とし、気持ちが落ち着くまで香りを吸入。手首にマッサージオイルを少量塗布

recipe

月経前緊張症（PMS）

- クラリセージ
- レモングラス
- メリッサ
- ゼラニウム

月経前緊張症のため悲しい気分になったり、イライラしたりすると、対人が主である看護の仕事がつらくなる場合がある。クラリセージはエストロゲン様作用があり、レモングラスやメリッサは男性ホルモン抑制作用があるので、月経に伴うホルモンの過不足を補ってくれる。ゼラニウムはホルモンバランスを整えると同時に、月経時の血液凝固を阻害する作用がある 感情が乱れるときは、鎮静作用のある精油を組み合わせて用いると効果的

[自宅] 吸入、芳香浴、足浴、全身浴、下腹部・腰部へのオイルマッサージや温湿布

[病院] 精油をティッシュペーパーなどに1〜2滴落とし、深呼吸とともに香りを吸入

[精油]
- 柑橘系
- 樹木系
- フローラル系
- ハーブ系
- オリエンタル系
- 樹脂系

芳香浴
- ティッシュペーパーやハンカチに精油1〜2滴を落とし、枕元やデスクに置く。
- マグカップや洗面器にお湯を入れ、精油を1〜2滴落とし、蒸気とともに香りを拡散させる。
- ディフューザーなど専用の芳香拡散器で香りを拡散させる。

吸入法
- ティッシュペーパーやハンカチに精油を1〜2滴落とし、深呼吸とともに香りを嗅ぐ。

全身浴（アロマバス）
- 精油1〜5滴を湯船に入れて入浴する。

＊天然塩をひとつまみ入れると、発汗作用、解毒作用、温熱作用が高まるので、さらに効果的。

手浴
- 洗面器にお湯を入れ、精油1〜3滴を落とし、両手首まで浸す。上半身の血行をよくする。

足浴
- バケツなどにお湯を入れ、精油1〜3滴を落とし、両足首から膝まで浸す。全身の血行をよくする。

オイルマッサージ、塗布
- 基材となる植物油10mLに対し、精油約0.1mL（2滴）の割合でマッサージオイルをつくり、身体各部をマッサージしたり、患部に塗布する。

＊マッサージオイルは自分の症状に応じて、または好みの精油でつくっておくと、いつでも使えて便利。

湿布法
- 温湿布は精油0.05〜0.15mL（1〜3滴）を落としたお湯に、冷湿布は冷たい水にタオルを浸して絞り、患部に当てる。